W0339767

Yang Tianying

Wie die Seele wieder fliegen lernt

Lebenskrisen bewältigen mit Tian Ai Qigong.

JERRY
MEDIA VERLAG

1. Aufl. 2019

Homepage: www.jerrymedia.eu

Lektorat: Harald Gourgé
Satz/Grafik: Peggy John
Foto: Monika Klinger
Cover: Peggy John, Adobe Fotostock, #204226624; #45781760
Druck: TopTryk Grafisk | Druckhaus Nord
ISBN: 978-3952444177

WIDMUNG

Für alle Seelen im Nebel, die hoffen,
dass sich in ihrem Herzen ein Licht entzündet.

HINWEIS:
Dieses Buch ist nach bestem Wissen und Gewissen verfasst. Wenn der Verdacht auf eine Gesundheitsstörung besteht, ersetzen die Informationen dieses Buches jedoch nicht die medizinische und ärztliche Betreuung zur Diagnose und Therapie einer solchen Störung.

INHALT

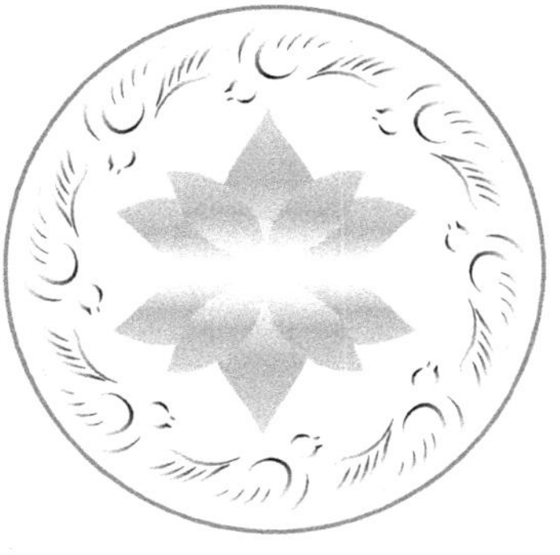

Vorwort

Wie schon viele Jahre zuvor verbrachte ich den Jahreswechsel in der Ruhe und Abgeschiedenheit des mallorquinischen Tramuntana-Gebirges. Eines Abends, als ich den Sonnenuntergang am Horizont über den Bergen beobachtete, nahm ich ganz in der Nähe einen kleinen Vogel wahr, der sich seltsam bewegte. Er hüpfte schnell und hektisch, und bei genauerem Hinsehen erkannte ich, dass er einen verletzten Flügel hatte und nicht mehr fliegen konnte. Ich versuchte vorsichtig, mich ihm zu nähern. Einige Minuten lang verlief dieser Annährungsversuch vielversprechend: Ich tastete mich sachte Stück für Stück voran und der Vogel ließ mich scheinbar gewähren. Doch dann, als ich bereits glaubte, ihn fangen zu können und die Hände nach ihm ausstreckte, entschlüpfte er flugs durch ein Mauerloch und versteckte sich so gut, dass ich ihn nicht mehr finden konnte. Niedergeschlagen ging ich schließlich ins Haus und hoffte, dass der Kleine noch lebte. Am nächsten Tag war mein Lebensgefährte Walter zu Besuch. Gemeinsam spazierten wir durch den Garten und als wir uns jener Stelle näherten, an der ich am Abend zuvor den Sonnenuntergang beobachtet hatte, sah ich den kleinen Vogel wieder! Dieses Mal durfte ich es nicht vermasseln. Schnell handelten wir mit vereinten Kräften. Ich gab Walter einen Fischkescher und trieb den Vogel sanft zu ihm hinüber. Mit viel Geschick gelang es Walter schließlich, den Kleinen mit dem Kescher zu fangen. Langsam und vorsichtig näherte ich mich dem Vogel an und nahm ihn in meine Hände. In der Zwischenzeit holte Walter einen kleinen Pappkarton, bohrte einige Löcher in den Deckel und ich setzte den Vogel hinein. Wenig später fuhren wir mit unserer zerbrechlichen Fracht in die Tierklinik. Unterwegs pfiff Walter hin und wieder ein Liedchen für den Kleinen, damit er sich nicht zu sehr ängstigte.

Als wir schließlich nach einer knappen Stunde Autofahrt in der kleinen privaten Tierklinik eintrafen, war die Tierärztin - eine resolute, ältere Frau - von unserem Einsatz nicht all zu sehr begeistert. „Wissen Sie“, sagte sie, „ich weiß gar nicht, ob wir dem Vogel damit einen Gefallen tun. Er wird vielleicht nie mehr fliegen können.“ Aber aufgeben war für uns keine Option und so entgegneten wir einstimmig: „Aber wir wollen es versuchen!“ Zu unserer Erleichterung gab die Tierärztin schließlich nach und lächelte. Wenig später fragte uns die junge Arzthelferin unvermittelt: „Wie soll der Vogel denn heißen?“ Walter und ich schauten uns eine Weile verdutzt an und schließlich sprudelte es aus ihm heraus: „Felix, weil er der Glückliche ist!“

Inzwischen geht es dem kleinen Finken Felix wieder gut. Und obwohl er wohl nie mehr fliegen kann, hat er sich gut in seiner neuen Umgebung eingelebt. Er hat mit einem Kanarienvogel namens Amelie sogar eine Gefährtin bekommen. Jeden Tag zwitschern die beiden und erfreuen uns mit ihrem fröhlichen Gesang und ihrem liebenswerten, heiteren Wesen.

Warum habe ich Ihnen diese kleine Geschichte erzählt? Manchmal reicht es im Leben eben nicht, wie dieser kleine Vogel tapfer sein Schicksal zu ertragen und zu versuchen, jeden neuen Tag irgendwie zu überleben. So wie bei unserem Felix gibt es auch in unser aller Leben Situationen und schicksalhafte Wendepunkte, an denen wir spüren, dass wir sie aus eigener Kraft nicht bewältigen können. Wir spüren, dass wir auf der Stelle treten. Alles, was wir unternehmen, um sie zu meistern, misslingt. Gar zu leicht versinken wir dann in einer lähmenden Depression, zweifeln an Gott, hadern mit unserem Schicksal und wissen einfach nicht weiter. Dann braucht es eine helfende Hand oder einen Impuls, der uns eine neue Richtung weist.

Dieses Buch kann Ihnen helfen, eine solche neue Richtung zu erkennen und Ihrem Leben eine positive Wendung zu verleihen. Tian Ai Qigong ist eine spirituelle Qigong- Schule, die Übungen für die Gesundheit mit Konzepten für die Entfaltung von Herz und Seele vereint. Mit Hingabe und Liebe verbindet Tian Ai Qigong uraltes Wissen und taoistische Weisheit mit modernen Themen und Methoden. Damit konnte, wie Sie in diesem Buch erfahren werden, bereits vielen Betroffenen geholfen werden, Lebenskrisen erfolgreich zu meistern. Gewiss werden auch Sie während und nach der Lektüre dieses Buches erleben und erfahren, was alles möglich ist, sobald Ihre Seele wieder fliegen lernt!

(Sandra Maxeiner, Zürich-Zollikon, März 2019)

Geleitwort

„Wer immer strebend sich bemüht, den können wir erlösen!", versprechen die Engel in Goethes „Faust". Und doch müssen wir nichts tun, nichts bewusst herbeiführen. Die Gnade braucht keine Aufforderung, denn sie ist die Quelle von allem. Sie ist Liebe und Barmherzigkeit, die Grundlage aller Religionen. Sich immerwährend zu verschenken ist ihr Prinzip. Laotse erwähnt das Wirken im Nichtwirken: dass das Tao nichts tut und doch nichts ungetan bleibt. Doch damit diese göttliche Gnade walten kann, müssen wir uns öffnen und bereit sein für sie. Liebe, Verzeihung, Vergebung gegenüber uns und der Welt ist der Weg. Heilung kommt aus der göttlichen Welt des Absoluten. Schöpfer und Schöpfung bilden im Schenken und Empfangen eine Einheit. Der Arzt und Heiler ist der Vermittler. So danken wir den beiden chinesischen Meisterinnen Tianying und Tianping für ihr liebevolles und wertvolles Wirken. Sie helfen uns, Geist und Seele zu vermählen.

(Walter Gunz)

EINLEITUNG – Aus dem Brunnen springen

In China kennen fast alle Menschen folgende Geschichte: Ein Frosch saß in seinem Brunnen und fühlte sich sehr wohl. Da kam eine Meeresschildkröte, schaute in den Brunnen hinab und entdeckte den Frosch. Sie sprach: »Soll ich dich herausholen, damit du die schöne Welt außerhalb deines Brunnens kennenlernen kannst?« Der Frosch war irritiert, denn er verstand nicht, von welcher Welt die Meeresschildkröte sprach, kannte er doch nur seinen Brunnen. So antwortete er: »Ich bin doch schon in der Welt, wo soll ich denn noch hin? Hier kenne ich jeden Winkel.« Die Meeresschildkröte versuchte ihn zu überzeugen, dass es auch außerhalb des Brunnens etwas gab – und etwas sehr Schönes dazu. Sie beschrieb ihm in leuchtenden Farben die Wiesen, Bäche und Wälder. Doch der Frosch beharrte auf seiner Ansicht und wollte von einer anderen Welt nichts wissen. Er hatte so viele Jahre in seinem Brunnen verbracht, dass er nicht an die Existenz von etwas anderem glaubte. Schließlich verlor die Meeresschildkröte die Geduld, griff mit einer ausholenden Bewegung in den Brunnen und warf den Frosch im hohen Bogen hinaus, damit er die Welt außerhalb seines Brunnens sehen konnte.

Ich hätte mir früher – ähnlich wie der Frosch – überhaupt nicht vorstellen können, wie mein Leben einmal verlaufen würde, ja, dass ich gar als Qigong-Meisterin in viele Länder reisen würde, um den Menschen zu helfen. Doch während der Kinderzeit kann sich eine Seele noch leichter äußern, und wenn ich zurückdenke, fallen mir ein paar Episoden aus meiner Kindheit ein, die damals bereits auf meine Berufung hinwiesen.

Ich wuchs in Whenzhou im Süden Chinas auf und hatte bereits als kleines Kind den Traum, die Welt besser zu machen. Außerdem erinnere ich mich heute an zwei besondere Wahrnehmungen aus meiner

Kindheit. Zum einen hatte ich eine unbändige Sehnsucht nach oben, zum Himmel. Ich sah immer sehr gerne zum Himmel hinauf, denn ich spürte, dass die Erde nicht meine eigentliche Heimat ist und dass es ein langer Weg sein würde, meine wahre Heimat wiederzufinden. Ich fühlte dann oft eine große Sehnsucht und Traurigkeit.

Zum anderen nahm ich damals wahr, dass ich nicht alleine war. Ich fühlte, dass ich beschützt wurde. Zwar hatte ich noch nicht den Mut, jemandem von dieser Wahrnehmung zu erzählen, aber ich hatte immerhin dieses Gefühl.

Später ist mir durch die Qigong-Übungen bewusst geworden, dass Hochmeister mich ständig begleiten und beschützen.

Ein weiteres Phänomen, das bereits in der Kindheit zu meinen Erfahrungen gehörte, waren Erinnerungen an ein früheres Leben.

Trotz dieser frühen Wahrnehmungen und spirituellen Erkenntnisse bin ich nicht, wie man vielleicht denken könnte, freiwillig aus meinem Brunnen gesprungen, sondern wurde durch eine schwere Leberkrankheit, die mich am Ende meiner Schulzeit plötzlich überkam, unsanft herausgeworfen. Vorher war ich immer sehr stark und gesund gewesen. Nach dem Schulabschluss verbesserten sich zwar meine Blutwerte wieder, aber mein Körper blieb schwach und fand keine Heilung. Ich lernte einen Beruf und lebte irgendwie weiter, bis vier Jahre später noch eine andere Art von Leberkrankheit hinzukam. Im Krankenhaus wurde ich sowohl nach der Traditionellen Chinesischen Medizin als auch nach der Schulmedizin behandelt. Die Ärzte wandten ihr gesamtes Wissen an, doch nichts half. Mein Körper wurde immer schwächer, und gleichzeitig spürte ich immer mehr, dass ich selbst etwas für mich tun musste. Schließlich begann ich, Qigong zu erlernen.

In den folgenden Jahren lernte ich bei drei verschiedenen Qigong-Schulen und -Meistern. Mein Zustand verbesserte sich allmählich. Mehrmals täglich ging ich auf einen kleinen Berg hinauf und machte dort meine Übungen. Es war anstrengend, aber ich spürte, dass ich kräftiger wurde. Die vollständige Heilung trat jedoch noch immer nicht ein.

Zu dieser Zeit fing ich an, alte Bücher über den Taoismus zu lesen. Dort begegnete mir dann zum ersten Mal »Bi Gu Fu Qi« (Erläuterungen aller Fachbegriffe finden Sie im Glossar), die taoistische Methode der kosmischen Energienahrung. Das Thema faszinierte mich. Ich las alles darüber, was ich finden konnte und spürte innerlich, dass Bi Gu Fu Qi (kurz: Bi Gu) mich heilen konnte. Doch gleichzeitig musste ich einsehen, dass ich es mit den alten Methoden niemals schaffen würde, in den Bi Gu-Zustand zu kommen. Die Übungen zum Erreichen und Erhalten von Bi Gu müssen sehr lange trainiert werden, und es kann teilweise 30 bis 40 Jahre dauern, bis man diesen Zustand erreicht. Ich war deprimiert. Da hatte ich nun endlich die Lösung gefunden, doch zu dem damaligen Zeitpunkt glaubte ich nicht daran, dass ich überhaupt 30 Jahre alt werden würde. Für jahrzehntelanges Training blieb mir daher überhaupt keine Zeit.

Im Jahr 1993 kam der Tian Gong Meister Letian Shi Fu nach Wenzhou. Etwas zog mich geradezu magisch dorthin, und als ich angekommen war, erfuhr ich auch warum. Am Abend des 7. März machte der Meister Letian eine ganz spezielle Energieübertragung für etwa 2000 Menschen – er übertrug die Bi Gu-Information auf die Teilnehmer. Zwei ganze Tage lang hatte ich weder Hunger noch Durst, und ich musste nicht essen oder trinken. Ich war dankbar und fasziniert zugleich. Neugierig besuchte ich danach meinen ersten Tian Gong-Kurs gemeinsam mit meiner Schwester Tianping. Dort öffnete sich ihr himmlisches Auge (in westlichen Ländern als

„drittes" Auge bezeichnet). Innerhalb kurzer Zeit ereigneten sich dann mehrere unerklärliche Phänomene. Ich erlebte Seelenreisen und besondere Begegnungen mit anderen Dimensionen.

Wenige Monate nach Beginn meiner Übungspraxis mit Tian Gong war meine schwere Leberkrankheit, an der ich mehr als zehn Jahre lang gelitten hatte, ausgeheilt. Gleichzeitig stellte sich auch eine dauerhafte Bi Gu-Fähigkeit ein. Seitdem lebe ich im Bi Gu-Zustand und benötige weniger irdische Nahrung. Stattdessen beziehe ich meine Energie direkt aus dem Universum. Mein Körper regenerierte sich innerhalb kürzester Zeit, ich hatte plötzlich vielmehr Energie und spürte so viel Liebe in meinem Herzen, dass ich das Bedürfnis hatte, Tian Gong zu verbreiten. So begann ich meine Arbeit als Tian Gong-Lehrerin und bald darauf auch als Meisterin.

Bereits als Kind verspürte ich den Seelenwunsch, anderen zu helfen, und tatsächlich habe ich einen guten Weg gefunden, meine innere Berufung zu leben.

Ich bin deshalb sehr dankbar für meine Krankheit. Sie forderte mich auf, mein Leben und meine Ziele genau zu überprüfen, und sorgte dafür, dass ich meinen inneren Weg finden konnte. Ohne die Erkrankung hätte ich keine Qigong-Meisterin werden können. Erst dadurch habe ich mich mit Fragen wie: »Was ist Leben?«, »Was bedeutet Leben?« und »Wer bin ich?« beschäftigt und konnte meine erlernten Anschauungen erweitern. Ich las viele taoistische und buddhistische Texte und Bücher und erlangte zusätzliches Wissen durch die Fähigkeiten, die sich mir erschlossen. So entdeckte ich Schritt für Schritt eine ganz neue Welt und kam so zu einem tieferen Verständnis für die Phänomene des Lebens.

Erste Begegnung mit den Fremdseelen

Während sich meine übersinnlichen Wahrnehmungen durch die Übungen, insbesondere Bi Gu, immer weiter entwickelten, begegnete mir das Thema der Fremdseelenstörungen – und zwar zunächst bei mir selbst. Ich nahm sehr deutlich wahr, dass mich jemand immer begleitete. Damals hatte ich noch niemanden, mit dem ich darüber reden konnte, und es war mir sehr unheimlich. Ich wusste noch nichts über energetische Störungen und hatte keine Ahnung, wie viele Seelen Verstorbener noch auf der Erde sind, weil sie den Weg in die andere Welt nicht finden wollen oder können.

Mit der Zeit wuchs mein Verständnis für diese Phänomene, und gemeinsam mit Letian Shi Fu untersuchte ich meine Wahrnehmungen. Wir entdeckten die Seele meines Onkels, der in jungen Jahren sehr tragisch ums Leben gekommen war. Er kam zu mir, weil er Hilfe suchte. Wir konnten die Seele regulieren, sodass sie ins Licht ging.

Meine Schwester Tianping und ich haben dann angefangen mitzuhelfen, als wir durch unsere Fähigkeiten dazu in der Lage waren. Grundsätzlich nehme ich die Fremdseelen auf unterschiedliche Weise wahr. In den Einzelsitzungen kommuniziere ich mittels meiner übersinnlichen Fähigkeiten mit ihnen, um herauszufinden, wer sie sind und was sie wollen. Diese Kommunikation ist sehr wichtig.

Vom Einzelfall zur Gruppenregulierung

Im Jahr 2000 kam ich als Leiterin des neu gegründeten Tian Gong-Instituts (heute Tian Ai Qigong) nach Berlin. Hier haben meine Schwester Tianping und ich den Freiraum gefunden, unsere Forschungen zu vertiefen. Viele Einzelsitzungen halfen uns, die Symptome besser zu verstehen und die Ursachen dahinter zu ergründen. Durch unsere Arbeit wurde uns auch bewusst, wie häufig diese Phänomene auftreten.

Mit der Zeit suchten uns immer mehr Menschen auf, und die Nachfrage wurde schließlich so groß, dass wir nicht mehr alle einzeln regulieren konnten. Außerdem erforderte die Regulierungsarbeit von uns sehr viel Energie, weil es insgesamt sehr anstrengend ist, und manchmal kann der Qigong-Meister bei der Arbeit auch selbst Schaden erleiden – vor allem bei Patienten mit schweren Krankheiten oder mit aggressiven seelischen Fremdinformationen. Dies war in der Anfangszeit unserer Regulierungen auch der Fall, bevor uns das Geschenk der himmlischen Schutzhülle übermittelt wurde. Auf diese Schutzhülle und ihren unschätzbaren Wert gehe ich im Abschnitt »Eine persönliche Schutzhülle« (siehe Seite 193) näher ein.

Bei den Einzelregulierungen, die wir zu Anfang durchführten, war ein zusätzliches Hindernis, dass die Betroffenen, die auf Empfehlung zu uns kamen, nur wenig über die Seele wussten und keine Erfahrung hatten, wie sie mit uns Qigong-Meistern zusammenarbeiten könnten. Andere haben sich von den Einzelsitzungen abhängig gemacht, weil sie nach der Regulierung ihr Leben ohne Veränderung weiterführten. Wer sich nicht verändern und entwickeln will, zieht leicht neue Fremdseelen an, da diese mit unseren negativen Denkweisen in Resonanz gehen.

Im April 2002 fand dank der tatkräftigen Unterstützung der Ärztin Frau Qi Duan Li, die sich sehr für die Verbreitung der TCM-Kultur in Deutschland engagiert, zum ersten Mal eine öffentliche Gruppenregulierung von Fremdseelen durch Tian Gong statt. Aufgrund zahlreicher Anmeldungen wurde diese Veranstaltung kurzfristig wiederholt.

Dank der Liebe der Gottheiten und der gemeinsamen Bemühungen der Praktizierenden war diese erste Vorführung und Regulierung sehr erfolgreich. Wir bekamen begeisterte Rückmeldungen. Die Teilnehmerinnen und Teilnehmer berichteten von überraschenden Erfolgen, wie zum Beispiel eine junge Frau aus Deutschland: Sie litt seit einigen Jahren an Depressionen und hatte bereits sieben Suizidversuche unternommen. Außerdem war ihre Familie von Erbkrankheiten belastet. Nach der Energieregulierung verschwanden ihre Depressionen. Die junge Frau fand wenig später eine Arbeit und führt seitdem ein ganz normales Leben.

Dank unserer Praxis haben wir die Technik mit der Zeit immer weiter verbessern können und herausgefunden, worauf wir bei dieser Arbeit achten müssen. Wir wurden zudem schnell stärker und waren bald in der Lage, die Seminare auch alleine durchzuführen. Auf diese Weise entstand eine völlig neue Methode, mit der wir den an Fremdseelen leidenden Menschen helfen konnten.

Dies ist ein Geschenk des Universums, das wie ein Same in unsere Herzen gelegt wurde. Ohne die Hilfe und den Schutz der himmlischen Hochwesen könnten wir diese Regulierungen nicht durchführen. Als Voraussetzung für diese Kraft hat Guanyin Buddhisattwa (eine buddhistische Gottheit für Barmherzigkeit) uns von Anfang an die Anweisung geben, alle Einnahmen aus diesen Seminaren für den Schutz der Erde und für wohltätige Zwecke zu spenden. Obwohl sich das Tian Gong-Institut damals noch in der Aufbauphase befand und große finanzielle Probleme hatte, sind wir unserem Vorsatz konsequent treu geblieben. So können wir nicht nur den Teilnehmern helfen, sondern leisten gleichzeitig mit den Erlösen einen Beitrag für eine positive Veränderung in der Welt.

Unsere gesammelten Forschungsergebnisse habe ich in diesem Buch zusammengefasst und lasse es jetzt los mit dem Wunsch, dass es möglichst viele Menschen erreichen möge. Das Buch möchte nicht nur über Fremdseelen aufklären, sondern trägt zugleich meinen tiefen Wunsch in sich, die Menschen zu veranlassen, aus ihrem eigenen Brunnen herauszuspringen, damit sie zu ihrem wahren inneren Selbst finden und erkennen, dass sie tatsächlich lichtvolle, spirituelle Wesen sind. Wenn wir uns schon zu Lebzeiten tiefgehend mit den Prozessen des Lebens auseinandersetzen und uns der Energie von Liebe und Vergebung hingeben, wird die Gefahr gering sein, dass wir nach dem Sterben des Körpers selbst als wandelnde Seelen auf der Erde verbleiben.

FORSCHUNGEN ÜBER DIE SEELE

Die rätselhaften Hintergründe des Lebens regen seit Tausenden von Jahren die Menschen aller Kulturen an, unermüdlich Körper und Seele zu erforschen. In den westlichen Kulturen wird die wissenschaftliche Erforschung des Lebens sogar als eine der wichtigsten kulturellen Errungenschaften betrachtet.

In unseren Forschungen sind meine Schwester und ich jedoch immer wieder auf die Erkenntnis gestoßen, dass es viel häufiger die Seele ist, die in Fällen von Krankheit, Unfall, familiärem Unglück oder beruflichem Misserfolg die entscheidende Rolle spielt. Dabei gibt es neben den Belastungen, die unsere eigene Seele aus früheren Inkarnationen und der Ahnenlinie mit sich bringt, auch die Störungen, die durch fremde Seelen verstorbener Lebewesen hervorgerufen werden.

In unserer jahrelangen Arbeit hat sich gezeigt, dass solche Fremdbesetzungen ein sehr verbreitetes Phänomen sind und dass es sich nicht nur um ein Problem weniger Menschen, Familien oder einer einzelnen Nation handelt. Vielmehr hat es die Ausmaße einer globalen Volkskrankheit.

Die Seele ist unser wahres Leben

In unserer dreidimensionalen Welt, in der Menschen, Tiere und Pflanzen sich während ihrer Lebenszeit aufhalten, ist der physische Körper sichtbar und die Seele unsichtbar. Die Chinesen machen dies mit den Begriffen Yin und Yang deutlich. Yin ist unsichtbar, Yang ist sichtbar. Unser physischer Körper ist ein Yang-Körper, während die Seele als Yin-Körper bezeichnet wird.

Wie unser physischer Körper hat auch unser seelischer Körper Energie. Nach dem Tod geht das Leben von einer sichtbaren in eine unsichtbare Gestalt über. Das bedeutet, dass sich das Yang-Leben, welches sich im dreidimensionalen Raum abgespielt hat, in ein Yin-Leben wandelt. Die Seele existiert somit energetisch weiter, aber ohne physischen Körper. Sie bleibt in der dritten Dimension oder geht weiter in eine andere. Um Zugang zu einer höheren Dimension zu finden, muss die Seele jedoch sehr edel und rein sein und ein starkes Energiefeld besitzen. Die Energie der Seele hängt mit dem Charakter und der Tugendhaftigkeit eines Menschen zusammen. Je mehr Wohltaten ein Mensch während seiner Erdenleben begangen hat, je rechtschaffener und hilfsbereiter er gewesen ist, desto stärker ist die Energie seiner Seele. Wenn eine Seele allerdings ein Übermaß an negativer Energie angesammelt hat, kann das Energieniveau stark herabgesetzt sein.

Der Großteil der Seelen wird als Mensch, Tier oder Pflanze in unserer Welt wiedergeboren. Dies sind die Vorgänge, die wir gewöhnlich als Reinkarnation oder Wiedergeburt bezeichnen. Vor einer Wiedergeburt ist der Code des künftigen Lebens bereits im seelischen Körper gespeichert. Dieser setzt sich aus Informationen der vorhergegangenen Inkarnationen zusammen. Das Universum, die Erde und der menschliche Körper sind große Informationsfelder. Sie alle senden und empfangen Informationen, tauschen sie aus und speichern sie zu jeder Zeit. Keine Information geht jemals verloren.

Informationskrankheiten – Krankheiten des Karmas

Im Laufe unserer vielen Leben haben sich unzählige unterschiedliche Informationen in unserem Energiekörper – unserer Seele – abgespeichert. Die Seele kann dabei wie ein Baum betrachtet werden. Bäume legen Jahr für Jahr an Umfang zu. Je nachdem, welche Bedingungen vorherrschen, ist dieses Wachstum größer oder kleiner oder weist Anomalien auf. So entstehen die bekannten Jahresringe, anhand derer Forscher genau ablesen können, ob und wann es fette oder magere Jahre waren, ob es eine Dürre, Eiszeit oder einen Vulkanausbruch gab. Die Natur führt in diesen Baumringen genau Buch.

Auch die Seele bekommt mit jedem Leben eine neue Schicht, in denen unsere positiven und negativen Informationen wie in einer Datenbank gespeichert werden. Wenn als negativ gespeicherte Informationen der Seele in unserem jetzigen Leben aktiv werden, entstehen Leidenszustände, die wir Informationskrankheiten nennen.

Unsere negativen seelischen Erinnerungen sind die Ursache für unser jetziges oder zukünftiges Leiden.

Mit großer Wahrscheinlichkeit haben wir in unseren früheren Leben anderen Menschen geschadet oder Schulden irgendeiner Art (auch im übertragenen Sinne) nicht beglichen. Vielleicht sind wir auch von anderen verletzt worden, haben Kriege, Naturkatastrophen oder Unfälle erlebt, haben in der Kindheit Unglück erfahren, Ängste durch die Trennung der Eltern durchleben müssen, sind misshandelt worden oder hatten andere traumatische Erlebnisse. Selbst wenn all dies nicht mehr im Gedächtnis präsent ist, so bleibt es doch weiterhin in der »Informationsdatenbank« der Seele abgespeichert. Wenn die negativen Erfahrungen nicht bearbeitet und die Schulden nicht beseitigt werden, verwandeln sich diese Erinnerungen mit der Zeit in graues oder schwarzes Qi, sprich: in Gift und negative Energie für die Seele. Wenn sich in der Seele negative Energie bzw. Gift anstaut, werden im menschlichen Körper zuerst die Meridiane angegriffen, die als Verbindungskanäle zwischen Körper und Seele dienen. Wenn die Meridiane blockiert sind, können sich physische Krankheiten entwickeln. Die Traditionelle Chinesische Medizin erklärt dies mit »Stau führt zu Schmerz«. Negative Erlebnisse aus den Vorleben und aus diesem Leben können nicht nur die gegenwärtige Inkarnation belasten, sondern auch künftige Inkarnationen beeinträchtigen.

Welche Auswirkungen das Vorleben auf das jetzige Leben haben kann, zeigt sich am Beispiel eines deutschen Teilnehmers, der seit seiner Kindheit ein seltsames Verhalten an den Tag legte:

Sobald er eine Spritze sah, wurde er sehr wütend. Er geriet dermaßen in Rage, dass er nicht mehr zu beruhigen war. Sein ganzer Körper verkrampfte sich, sein Atem wurde immer kürzer, sodass er sogar in Lebensgefahr geraten konnte. Er wusste selbst nicht, warum er derartige Reaktionen zeigte. Bei dem Qigong-Seminar, das er besuchte, sah Meisterin Tianping mit ihrem Himmlischen Auge, dass er in einem Vorleben Jude gewesen war,der in einem Konzentrationslager Experimente an seinem Körper erdulden musste. Die verzweifelte Wut und extreme Panik aus jenem Vorleben waren als Erinnerung in seiner Seele gespeichert, weswegen er im jetzigen Leben stets außer sich geriet, wenn er eine Spritze sah.

Die Informationen erlittener Verletzungen werden ebenso in unserer Seele aufgezeichnet wie die Informationen über Verletzungen, die wir anderen zugefügt haben. Die Auswirkungen zeigen sich nicht immer unmittelbar, sondern genau dann, wenn sich die karmischen Wege der Betreffenden an einem bestimmten Ort und zu einem bestimmten Zeitpunkt wieder kreuzen.

Wenn wir nur ein einziges Leben betrachten, können wir die Phänomene des Lebens kaum verstehen. Viele unserer Probleme ergeben erst im Kontext unserer vielen gelebten Leben Sinn und werden verständlich. Die Lehre von der Reinkarnation ist in Asien seit langem tief verwurzelt. Im Westen jedoch ist dies anders. Eine der größten Schwierigkeiten unserer Arbeit in Europa besteht darin, den Menschen die Lehre der Wiedergeburt nahezubringen. Obwohl in einer Befragung, die der Spiegel[1] im März 2007 durchführen ließ, 52 Prozent der Deutschen angaben, an eine Unsterblichkeit der Seele zu glauben, ist der Glaube an Reinkarnation nur bei 18Prozent[2] der Deutschen verbreitet. Ein Grund dafür scheint zu sein, dass in der heutigen christlichen Lehre Wiedergeburt und Karma gar nicht mehr enthalten sind.

Hinweise auf Wiedergeburt in anderen Kulturen

Der Glaube an die Wiedergeburt findet sich nicht nur, wie oft fälschlicherweise angenommen, in einigen Kulturen Asiens, sondern tatsächlich beim größten Teil der Menschheit. Die Lehre um ein Weiterleben der Seele nach dem Tod des physischen Körpers war in vielen alten Kulturen präsent, so auch in früheren Jahrhunderten im Abendland: bei den Kelten Mittel- und Westeuropas ebenso wie bei den Wikingern Islands und Skandinaviens. Der Anthropologe Walter Evans-Wentz entdeckte noch zu Beginn des 20. Jahrhunderts Hinweise auf ein Weiterbestehen des Reinkarnationsglaubens unter den keltischen Einwohnern Schottlands, Wales' und Irlands.[3] Die weite Verbreitung des Glaubens an die Wiedergeburt auf der Erde ließ den Philosophen Arthur Schopenhauer bemerken: »Wenn ein Asiate mich nach einer Definition für Europa fragen würde, müsste ich ihm antworten: Es ist der Teil der Welt, der vollständig von der unerhörten und unglaublichen Täuschung beherrscht wird, dass eines Menschen Geburt sein Anfang sei und dass er aus nichts geschaffen wurde.«

In der antiken Philosophie des Abendlandes hat der Reinkarnationsglaube eine lange Tradition. Platon erwähnt in seinen Schriften die Wiedergeburt. Es sei »durchaus zutreffend: dass unsere Seele dauerhaft, der Leib jedoch empfindlicher und von geringerer Dauer ist.« Jede Seele verbrauche »viele Leiber, besonders, wenn sie viele Jahre lebe ...«[4] Über die Voraussetzungen für die Wiedergeburt sagt Platon Folgendes: Wenn die Seele »im Augenblick der Trennung von dem Leib besudelt und nicht geläutert ist«, werde sie nicht von dannen ziehen können. Sie spuke »um Grabdenkmale und Bestattungsorte ... Und in der Tat hat man sogar in deren Nähe Seelendunstgebilde wahrgenommen ...«[5] Auch die griechischen Philosophen Pythagoras, Empedokles und Sokrates verbreiteten die Reinkarnationslehre. Es gibt weitere historische Fragmente, die den Wiedergeburtsglauben auch in Europa bezeugen.[6] So sollten durch die Mittwinterfeste bei Nordeuropäern und Deutschen die Seelen dazu bewogen werden, sich neue Körper zur Wiedergeburt zu suchen, um die Fruchtbarkeit der Familie zu gewährleisten. Römische Schriftsteller berichteten mit Erstaunen über Selbstverbrennungen der Iberer und Gallier – mit strahlenden Gesichtern im Bewusstsein der Wiederkehr. Auch der Dichter Johann Wolfgang von Goethe war von der Reinkarnation überzeugt: »Gewiss bin ich so wie jetzt schon tausendmal zuvor hier gewesen, und ich hoffe noch tausendmal wiederzukehren.« Und der französische Schriftsteller Voltaire meinte: »Es ist nicht weiter überraschend, statt einmal zweimal geboren zu werden; in der Natur erwacht alles wieder zu neuem Leben.«

Noch ausdrücklicher findet man die Lehre von der Wiedergeburt in den indischen Weisheitsbüchern, den Veden, die bis heute die Grundlage aller indischen Religionen bilden.

Die Philosophen des chinesischen Altertums haben sich sehr gründlich mit der Seele beschäftigt. Sie haben herausgefunden, dass die menschliche Seele drei Anteile hat, von denen jeder eine andere Aufgabe wahrnimmt. Seelen können verschiedene Qualitäten und unterschiedliche Stufen haben. Die Seele beherrscht entsprechend ihrer Entwicklungsstufe den Körper und entscheidet lebenslang über die Gedanken, Worte und das Verhalten des Menschen, das heißt über sein moralisches Niveau. In der chinesischen Tradition wurden zu diesem Thema mehrere hundert Bücher überliefert. Die bekanntesten und einflussreichsten werden im Anhang genannt. Eines davon trägt den Titel »Aufzeichnungen aus der Strohhütte Yue Wei« von Ji Xiao Lang (1724–1805). Dieses Buch enthält 600 wahre Geschichten über die Wiedergeburt und die karmischen Wirkungen.

Auch aus Kirchenkreisen werden immer wieder Stimmen laut, welche die Wiedergeburtslehre offen diskutieren und zurück ins Christentum integrieren wollen. In seinem über 600 Seiten starken Werk »Kehret zurück, ihr Menschenkinder!« belegt der Schweizer Wissenschaftler und Pfarrer Till A. Mohr anhand einer Fülle eindeutigster Bibelstellen, dass die Reinkarnationsidee und die biblische Überlieferung keinesfalls im Widerspruch zueinander stehen.

In Brasilien glauben etwa 80 Prozent der katholischen Bevölkerung an die Reinkarnation. Daher ersuchten die dortigen kirchlichen Oberen Papst Johannes Paul II, die Reinkarnation anzuerkennen. »Dieser hält ihnen jedoch entgegen, dass er in dieser Angelegenheit nichts zu unternehmen vermöge, da sich noch über die Hälfte seiner Kardinäle gegen eine Anerkennung der Reinkarnation sträube.«[7]

Das schriftliche Fundament des christlichen Glaubens, die Bibel, enthält im Neuen Testament noch immer einige Hinweise auf den Karma- und Reinkarnationsglauben. Beispielsweise sagt Jesus über Johannes den Täufer: »Und wenn ihr es gelten lassen wollt: Ja, er ist Elija, der wiederkommen soll.« (Mt. 16,14)

Sehr eindrucksvoll findet sich der Gedanke der Wiedergeburt auch in Psalm 90,3: »Du lässest die Menschen zum Staube zurückkehren und sprichst mit ihnen: Kehret zurück, ihr Menschenkinder!«

Im Neuen Testament sind ebenfalls Ereignisse beschrieben, welche die Idee der wandelnden Seelen beschreiben. Etwa als Jesus »den Teufel austreibt« und dadurch Krankheiten heilt: »Am Abend brachte man viele Besessene zu ihm. Er trieb mit seinem Wort die Geister aus und heilte alle Kranken.«

Früher glaubte ich selbst auch nicht an Wiedergeburt und die karmische Verkettung von Ursache und Wirkung. Ich kam in der Volksrepublik China während der Kulturrevolution (1966–1976) zur Welt. Damals herrschte das Motto: »An allem zweifeln!« und »Nieder mit allem!« Die Kirchen wurden als Fabriken benutzt, die Tempel zerstört und die Geistlichen ins Gefängnis gesperrt oder verbannt. Glücklicherweise wurde ich in eine christliche Familie geboren. Meine Mutter sowie meine Großmutter und Urgroßmutter mütterlicherseits sind bzw. waren gläubige Christinnen. Obwohl die Situation damals sehr kritisch war, brachte meine Großmutter meine Schwester Tianping und mich immer heimlich zum Gottesdienst, der damals bei einer christlichen Familie stattfand – sie riskierte damit, festgenommen zu werden.

Nach der Kulturrevolution öffneten sich die Türen der Kirchen wieder. Ich ging häufig mit meiner Großmutter und meiner Mutter zum Gottesdienst. Damals konnte ich den Inhalt der Bibel noch nicht richtig verstehen, bemühte mich aber intensiv darum.

Später kam ich mit den Lehren des Buddhismus und Taoismus in Berührung, wodurch sich mein Blickfeld erweiterte. Nachdem ich für die verschiedenen Religionen einen umfassenderen Blick bekommen hatte, konnte ich sie vergleichen und analysieren. Schließlich fand ich heraus, dass die unterschiedlichen Glaubenssätze alle derselben Quelle entspringen und zum selben Ziel führen. Trotzdem hegte ich Zweifel an Karma und Reinkarnation. Doch nachdem ich angefangen hatte, Tian Gong zu praktizieren und selbst übersinnliche Fähigkeiten zu erlangen, wandelte sich mein Verständnis für beides dramatisch.

Gegenwärtige Forschungen zur Wiedergeburt

Seit ich in den Westen gekommen bin, begegnen mir immer wieder Berichte über moderne wissenschaftliche Arbeiten oder auch neu entdecktes schamanisches Wissen, welche die Phänomene der Seele ähnlich wie Tian Gong interpretieren. Besonders in den USA gibt es seit einigen Jahrzehnten eine Vielzahl aufgeschlossener Wissenschaftler, die sich mit der Erforschung der Wiedergeburt beschäftigen. Verwendet wird dazu vor allem die Rückführung in frühere Leben, eine Methode, die meist mit Trance-Zuständen verbunden ist.

Die Psychologin Dr. Helen Wambach unternahm 1978 eine Studie über die Vorleben, die annähernd 1100 Freiwillige unter Hypnose berichtet hatten.[8] Nach der statistischen Auswertung der Aussagen fand sie einige Indizien, die noch heute als wichtigste Hinweise auf die Realität der Wiedergeburt der Seelen gelten. Bei den Auswertungen wurde offenbar, dass über alle Zeiten hinweg, in denen die Teilnehmer über ihre Leben berichteten, das Geschlechterverhältnis stets konstant blieb. Es wurden in jeder Epoche 50,6 Prozent der Leben als männlich und 49,4 Prozent als weiblich berichtet, exakt wie die tatsächliche biologische Situation dieser Generationen. Auch die Zahl der Angehörigen der Oberklasse mit angenehmem Lebensstandard entsprach der Schätzung von Historikern über die Klassenverteilung für die jeweils fragliche Periode. Die Erinnerungen der Beteiligten an Kleidung, Schuhwerk, Nahrung und Gebrauchsgegenstände war derart detailliert, dass sie in Diskussionen über diese Themen häufig Historikern überlegen waren.

Erinnerungen an frühere Leben wurden unter anderem auch von Dr. Ian Stevenson, Professor für Psychiatrie von der Universität von Virginia, und Dr. Brian L. Weiss, Psychiater mit Professur in Miami, erforscht. Stevenson hatte in etwa 4000 Feldstudien in Südostasien, aber auch im Nahen Osten und vereinzelt im Westen die spontanen Erinnerungen von Kindern an frühere Leben untersucht. Manche dieser Kinder zwischen zwei und fünf Jahren hatten ihren Eltern oder Verwandten erzählt, wo sie ihre Vorleben verbracht hatten. Einige konnten sogar den konkreten Ort, ihre damaligen Namen und Beschreibungen der jeweiligen Familien angeben. Die unmittelbaren vorherigen Existenzen hatten stets noch eine sehr starke Anziehungskraft auf die Kinder, sodass manche ihre Eltern baten, sie an ihren früheren Wohnort zu bringen. Nach entsprechenden Erkundigungen der Eltern bestätigten sich die Angaben der Kinder über den Ort, die Familien und die Art, wie das Kind im Vorleben starb. So konnten in vielen Fällen die Erinnerungen als wirklich/real eingestuft werden, was nach Dr. Stevenson sogar als Beweis für Reinkarnation gelten kann.[9]

Dr. Weiss wandte Rückführungen unter Hypnose als Therapiemethode an, um hartnäckige physische Krankheiten und seelische Verletzungen seiner Patienten zu heilen. In dieser Therapie behält die

Seele ihre Wahrnehmungsfähigkeit und kann, während der Körper unter Hypnose ist, von früheren Erfahrungen aus der Kindheit dieses Lebens oder von vorangegangenen Leben berichten.

Die erste Patientin von Dr. Weiss, die sich an frühere Leben erinnerte, war Catherine.[10] Sie suchte ihn 1980 auf, weil sie seit ihrer Kindheit unter Ängsten, Panikanfällen und Phobien litt. Dr. Weiss behandelte Catherine achtzehn Monate lang mit konventionellen therapeutischen Methoden, ohne dass sich ihr Zustand besserte. Dann versuchte er, ihre Erinnerung unter Hypnose so weit zurückzuführen, bis sie den Zeitpunkt erreichte, an dem die Symptome entstanden waren. Völlig unerwartet landete ihre Seele in einem früheren Leben vor 3500 Jahren. Sie beschrieb bis ins Detail ihr Aussehen, ihre Kleidung, die Umgebung, die Gebrauchsgegenstände, die Tätigkeiten und erkannte Menschen wieder, denen sie im jetzigen Leben begegnet war. Als sie aus der Trance erwachte, erinnerte sie sich an die Einzelheiten ihrer vergangenen Leben. Ihre Symptome waren die Folgen des Karmas, das in jenen Vorleben geschaffen wurde. Mit jeder hypnotischen Rückführung litt Catherine weniger an ihren Ängsten und Befürchtungen; sie wurde gelöster, heiterer, weicher und ausgeglichener. Ohne Psychopharmaka wurde sie durch die mehrmonatige Reinkarnationstherapie geheilt. Sie erfuhr dabei außerdem, dass sie sechsundachtzig Mal auf der Erde gelebt hatte. Auch Weiss selbst, ein Vertreter der schulmedizinischen Psychiatrie, veränderte sich: Seine Skepsis und seine Zweifel gegenüber dem Konzept von Wiedergeburt und übersinnlichen Fähigkeiten schwanden. Vier Jahre nach der Begegnung mit Catherine brachte er den Mut auf und veröffentlichte Catherines Erinnerungen an frühere Leben und die dabei übermittelten Botschaften. Er gilt als einer der Pioniere im Bereich der Reinkarnationstherapie.

Karma – das universelle Gesetz von Ursache und Wirkung

Alles, was uns in diesem Leben geschieht, ist die Folge von Begebenheiten aus früheren Leben. Es geht dabei um Ereignisse, die wir selbst in Gang gesetzt haben oder für die unsere Ahnen verantwortlich sind. Die Folgen unseres Tuns werden entweder wir selbst in diesem oder in einem zukünftigen Leben tragen oder sie werden von unseren Nachkommen übernommen. Jede Tat hat ihre Wirkung und jedes Geschehen hat seine Ursache. Das ist Karma. Wenn wir uns im Winter nicht warm genug anziehen und daraufhin eine Erkältung bekommen, so ist auch das Karma: Ursache und Wirkung.

Aus dem alten China sind dazu folgende Sinnsprüche überliefert: »Wer Melonen sät, wird auch Melonen ernten. Wer Bohnen sät, wird Bohnen ernten.« »Keine Tat ohne Folgen.« Und: »Wenn die Zeit reif ist, wird die Tat belohnt oder bestraft.«

Im Buddhismus wird auf das Verhältnis von Ursache und Wirkung noch differenzierter hingewiesen:

»Willst du wissen, welche Ursachen in deinem Vorleben gelegt wurden, dann sieh, was dir in diesem Leben geschieht. Willst du wissen, welche Folgen du in deinem nächsten Leben tragen wirst, dann sieh auf deine Taten in diesem Leben.«

Die moderne Medizin berücksichtigt dieses Gesetz von Ursache und Wirkung nur auf der materiellen Ebene. Sie erforscht ausschließlich die genetische Vererbung der »Yang-Materie«, das heißt alles, was wir mit unseren Augen sehen, messen und untersuchen können. Die energetische Vererbung von »Yin-Materie« bezieht sie nicht mit ein. So lautet eine Grunderkenntnis der genetischen Vererbung, dass zum Beispiel ein Sohn an Bluthochdruck erkranken kann, wenn sein Vater bereits dieses Leiden hatte; und wenn die Mutter Brustkrebs hatte, hat die Tochter eine höhere Wahrscheinlichkeit, ebenfalls Brustkrebs zu bekommen. Weitaus schlimmer jedoch können sich die Beeinträchtigungen durch die Vererbung von Yin-Materie, also den Informationen aus den früheren Taten der Eltern, Vorfahren oder der eigenen Seele auswirken.

Nach meiner Erfahrung liegt die wahre Ursache schwerer Krankheiten, die allgemein durch Vererbung erklärt werden, im Yin-Bereich, nämlich in den Informationen, die wir aus früheren Inkarnationen mitbringen. Wir kommen mit energetischen Schwächen auf die Welt, die ihre Ursache in unseren früheren Leben oder denen unserer Familie haben. Aus diesen Schwächen entwickeln sich, oft bereits im Mutterleib, unsere Krankheiten. Demzufolge ist jede Erbkrankheit im Grunde eine Informationskrankheit und Vererbung eine karmische Angelegenheit.

Karmische Informationen werden zudem nicht nur in der eigenen Seele aufgezeichnet, sondern auch in denen aller anderen Lebewesen, die in die jeweiligen Ereignisse verwickelt waren. Folglich zieht sich das Kausalitätsgesetz durch eine ganze Reihe von Reinkarnationen aller Beteiligten, woraus ein dichtes Netz karmischer Beziehungen entsteht.

Folgende Geschichte zeigt, wie karmische Verstrickungen über mehrere Reinkarnationen erhalten bleiben:

Anlässlich eines Vortrags, den Letian Shi Fu 1992 in der chinesischen Provinz Si Chuan hielt, bat ihn eine Journalistin um Hilfe: Ihre Mutter sei von einem Hund gebissen worden und habe nun Angst, Tollwut zu bekommen. Letian Shi Fu und dessen Assistentin untersuchten die Hilfesuchende mit dem Himmlischen Auge.

Letian Shi Fu erläuterte der Journalistin: »Ihre Mutter kam, um Sie zu besuchen. Sie wurde vor Ihrer Haustür von dem Hund gebissen. Sie war mit mehreren Personen zusammen. Ihre Mutter ging nicht ganz vorne und auch nicht ganz hinten, sondern war mitten unter den anderen. Der Hund lief aber direkt zu ihr. Er hat nicht etwa jemanden gebissen, der ganz vorn oder ganz hinten war, sondern ausgerechnet Ihre Mutter – und zwar mit Absicht.«

Die Journalistin war sehr erstaunt, denn das stimmte alles. Warum aber hatte der Hund absichtlich ihre Mutter gebissen? Im Himmlischen Auge erschienen folgende Bilder: In einer fernen Vergangenheit waren zwei Räuber auf einem kleinen Weg im Wald unterwegs. Die Teilung der Beute zwischen ihnen war nicht gerecht erfolgt, sodass der eine Räuber (A) voller Zorn den anderen (B) mit dem Messer erstach. Beide Räuber erlebten nach diesem Leben mehrere weitere Inkarnationen. Räuber A bemühte sich, sein Verhalten zu verbessern und seine Moral zu erhöhen und wurde als Mensch wiedergeboren. Er ist in diesem Leben die Mutter der Journalistin. Räuber B dagegen ist in diesem Leben als Hund wiedergeboren worden. Seine Seele hatte bei jeder Wiedergeburt den Räuber A aufgesucht, um Rache zu nehmen, weil der andere ihn damals mit dem Messer getötet hatte.

Die Mutter konnte ihrem Feind nicht aus dem Weg gehen. Die schlimme Tat, die von ihrer Seele in einem ihrer Vorleben begangen wurde, hat zu dieser schmerzhaften Folge geführt. Da ihre Seele jedoch in einigen Vorleben gute Verdienste angesammelt hatte, wurde sie nicht nur als Mensch wiedergeboren, sondern ist auch mit Letian Shi Fu in Verbindung getreten. Mit dieser positiven Entwicklung hatte sie selbst die Grundlage dafür gelegt, dass sie der Gefahr einer Blutvergiftung entgehen konnte.

Karma kann jedoch auch direkt in diesem Leben seine Wirkung entfalten:

Eine Seminarteilnehmerin war von der Seele ihrer verstorbenen Schwiegermutter besetzt. Wir fanden heraus, dass sie früher zu ihrer Schwiegermutter sehr unhöflich gewesen war. Nach deren Tod kam ihre Seele zu der Schwiegertochter. Als wir das der Teilnehmerin erzählten, wurde sie sehr zornig und reagierte mit Vorwürfen: »Die blöde Alte, will die noch nicht weggehen?« Wir erkannten aber, dass die alte Dame zu ihren Lebzeiten aufrichtig und gutherzig gewesen war, ebenso wie ihr einziger Sohn. Beide hatten unter den verletzenden Worten der Ehefrau zu leiden, und der Mann wurde häufig von ihr schikaniert. Als sie noch lebte, war die Schwiegermutter gegenüber der Frau hilflos und machtlos. Doch nach dem Tod suchte sie die Schwiegertochter auf. Als wir durch unsere Gedanken mit der Seele der Schwiegermutter Kontakt aufnahmen, sagte sie traurig zu uns: »Wenn sie lieb und nett zu meinem Sohn ist, werde ich gehen. Ich werde darüber hinwegsehen, wie sie mich in der Vergangenheit behandelt hat.« Welch großmütige Seele! Nachdem wir all das der Schwiegertochter übermittelt hatten, zeigte diese jedoch keine Spur von Reue. Sie hasste ihre Schwiegermutter noch immer, weil sie sich zu viel in ihre Beziehung eingemischt hätte. So war es natürlich schwer, die Probleme dieser Frau aufzulösen. Selbst wenn die Seele der verstorbenen

Schwiegermutter sie eines Tages verlassen sollte, könnte sich auf Grund ihrer fehlenden Bereitschaft zu vergeben irgendwann eine andere an sie heften.

Das Thema der karmischen Verkettungen ist faszinierend. In buddhistischen Klassikern steht geschrieben: »Buddha fürchtet die Ursachen; die Menschen fürchten nur die Folgen.« Buddha fürchtet, Ursachen zu schaffen, weil sie zu Folgen führen, die nicht vorhersehbar sind. Wir sollen verstehen, dass alles, was uns Menschen begegnet, Ursachen hat, die in uns selbst liegen. Es sind die Konsequenzen unseres eigenen Schaffens. Und im Umgang mit diesen Konsequenzen erschaffen wir wieder neues Karma. Je nachdem, wie wir damit umgehen, bleiben wir zum Beispiel in negativen Kreisläufen gefangen oder aber wir befreien uns, indem wir positive Samen säen und damit positive Wirkungen auf den Weg bringen.

Vielleicht wird sich manch einer nun wundern: »Wenn eine gute Tat belohnt und eine böse Tat bestraft wird, wie kommt es dann, dass manche Menschen, die tatkräftig arbeiten und einen großen Beitrag für die Menschheit leisten, krank und schwach werden und früh sterben? Wie kommt es, dass gutherzige Menschen in hoffnungsloser Armut leben und verzweifeln? Andere tun mutwillig Böses, übertreten Gesetze, lassen sich korrumpieren, sodass sie von allen angeprangert werden, aber sie stören sich nicht daran, sondern bleiben stark und kerngesund, leben in Reichtum und haben zahlreiche Nachkommen.«

Solche Situationen gibt es häufig. Da viele Menschen sich diese Fragen nicht zufriedenstellend beantworten können, verlieren sie die Orientierung im Leben, lassen sich in bestimmten Situationen beeinflussen und setzen irgendwann ihre eigenen Verhaltensmaßstäbe herab. Manche Menschen fühlen sich machtlos gegenüber dieser »ungerechten Welt« und sehen sich außerstande, diese zu verändern. Durch diese Enttäuschung verzweifeln sie mehr und mehr und verlieren mit der Zeit ihren eigenen Sinn für Gerechtigkeit. So sinkt das moralische Niveau überall auf der Erde.

Um diese Vorgänge zu verstehen, reicht es nicht aus, wenn wir nur unsere physischen Augen und unsere Anschauungen aus dem dreidimensionalen Erfahrungshorizont benutzen. Wenn wir die Dinge aus dieser Perspektive heraus betrachten, können wir sehr leicht falsche Schlüsse ziehen und denken zum Beispiel, dass es sich nicht lohnt, ein guter Mensch zu sein. Wenn wir in die wahre Natur der Dinge schauen, können wir verstehen, warum manche rechtschaffene Menschen anscheinend vom Unglück verfolgt sind. Wir haben in unseren Forschungen mit Hilfe des dritten Auges gesehen, dass diese Menschen noch Schulden aus den eigenen Vorleben oder von den Vorfahren begleichen müssen. Sobald das negative Karma abgetragen ist und weiterhin große Verdienste angesammelt werden, kann ab der zweiten Hälfte dieses Lebens oder im nächsten Leben eine positive Veränderung eintreten.

Ebenso ist es bei Menschen, die viele schlechte Dinge getan haben, die aber dennoch in Reichtum und Sorglosigkeit leben. Vielleicht haben sie oder ihre Vorfahren in einem ihrer Vorleben so viel gute Verdienste angesammelt, dass sie in diesem Leben noch einen gewissen Vorrat an positivem Karma haben, wodurch sie ein glückliches Leben führen können. Wenn dieser Vorrat jedoch aufgebraucht ist, wird sich allmählich das Blatt wenden.

Ist das Schicksal veränderbar?

Eine weitere Frage könnte sein: Wenn ein bestimmtes Karma bereits geschaffen ist, muss es dann passiv ertragen werden? Nein, das ist nicht so. Das Schicksal ist zwar da, aber es ist nicht unabwendbar. Wer sich aktiv und konsequent bemüht, seine Verhaltensgewohnheiten zu verändern, kann dadurch sein Schicksal ins Positive wenden und verhindern, dass sich seelische Fremdinformationen an ihn haften. Was in der Vergangenheit geschah, ist die Ursache. Was in der Gegenwart geschieht, ist die Folge. Zwischen Ursache und Folge existiert allerdings eine Verbindung, die mit dem Wachstum eines Samens vergleichbar ist, der Wasser, Sonne und Pflege braucht, damit er in der Zukunft Früchte trägt. Durch unsere Gedanken, Worte und Taten haben wir es selbst in der Hand, ob wir den negativen Samen wässern und ihn groß werden lassen oder ob wir ihn durch unsere positive Energie eingehen lassen. Wenn ein Mensch vor dem Wirksamwerden einer Vergeltung oder währenddessen aus tiefem Herzen bereut und viele gute Taten vollbracht hat, können sich Dauer und Ausmaß der Vergeltung verringern. Sie wird dann gemildert, und vielleicht wird sie nur vorläufig geschehen, vielleicht sogar ganz erlassen.

Die positiven und negativen Energien des menschlichen Körpers sind mit dem moralischen Verhalten der Person verbunden und nehmen direkten Einfluss auf die Dauer und den Schweregrad der Informationskrankheiten. Was wir aussenden, kommt zu uns zurück. Dies ist ganz im Sinne der mathematischen Grundrechenarten zu verstehen. Wenn wir wenig Gutes tun, kehrt wenig Gutes zu uns zurück. Je mehr positive Verdienste wir ansammeln, umso mehr Gutes wird auch zu uns zurückkehren. Nehmen wir an, jemand hat früher einem anderen geholfen und damit einen guten Samen gelegt. Wenn der Sämling sorgfältig gepflegt wird, werden zur rechten Zeit Früchte wachsen. Das bedeutet, wenn wir uns zum Beispiel vornehmen, uns auf dem Weg zur Arbeit nicht wie vielleicht üblich mit Musik oder einem Buch zu verschließen, sondern den anderen Fahrgästen aufmerksam und offen mit einem Lächeln begegnen, dann fühlt sich das anfangs vielleicht noch fremd an, weil es ungewohnt ist. Doch wenn wir uns immer wieder jeden Tag neu daran erinnern, achtsam mit unseren Mitreisenden umzugehen, wird dies in unser Verhaltensrepertoire übergehen. Es passiert dann automatisch, dass wir freundlich und präsent sind und wird dann zu einem Charakterzug von uns. Das bedeutet, die Samen zu pflegen, sodass sich gesunde, kräftige Pflanzen daraus entwickeln können. Die Früchte, die wir ernten, sind die Dankbarkeit, die wir zurückbekommen. Unser Charisma, unsere Ausstrahlung wird sich verändern, weil unser Energiezustand angehoben wird. Mit mehr Energie können wir gesünder und glücklicher leben.

Wenn ein Same von Anfang an nicht besonders gut, aber auch nicht besonders schlecht ist und nur ein wenig negative Energie enthält, Sie ihn aber mit Wärme und Herz pflegen, kann er dadurch viel positive Energie ansammeln und zu einer guten Frucht heranwachsen. Wenn Sie in einem Vorleben ungünstige Ursachen geschaffen und mit Ihrem Verhalten anderen Menschen geschadet haben, später aber große Wohltaten vollbracht und ausreichend positive Energie angesammelt haben, dann können die alten negativen Energien dadurch ausgeglichen oder sogar aufgelöst werden und sich die Wirkung verändern.

In diesem Fall würden eventuelle seelische Fremdinformationen Sie von sich aus verlassen; oder die schädliche Auswirkung würde verringert bzw. die Aufenthaltsdauer in bzw. bei Ihrem Körper abgekürzt.

Die bekannteste Person in China, die ihr Schicksal erfolgreich verändert hat, war Yuan Liaofan, der zu Beginn der Ming-Dynastie im 16. Jahrhundert lebte. Er hat in seinem Buch »Die vier Instruktionen des Liaofan«[11] seine Wandlungsprozesse sehr genau beschrieben.

Yuan Liaofan kam aus Jia-San in der Provinz Zhejiang. In seiner Jugendzeit wurde ihm das Los für sein ganzes Leben bis ins Detail vorhergesagt: all sein Glück und Unglück, welche Rangfolge er bei seinen Prüfungen erlangen und welche Position im Amt er erreichen würde, dass er in diesem Leben keinen Sohn haben und nicht sehr alt werden würde. In der Zukunft passierten viele Dinge genauso, wie es ihm prophezeit worden war. Das führte dazu, dass Yuan Liaofan sich allmählich dem Müßiggang hingab, weil er sein Schicksal ja als festgelegt betrachtete; was kommen sollte, würde auch kommen. Da begegnete ihm der Zen-Meister Yun Gu.

Dieser wies ihn auf etwas Wichtiges hin: Das Schicksal wird von uns selbst erschaffen. Das Glück wird von uns selbst erstrebt. Es gibt einen Weg zum Zielund das Schicksal lässt uns dort ankommen. Da erkannte Yuan Liaofan, dass das Schicksal veränderbar ist. Mit festem Willen ging er daran, seine Fehler zu korrigieren. Wenn andere Menschen ihn verletzten, übte er sich in Toleranz und stritt nicht mit ihnen. Voller Entschlossenheit und Beharrlichkeit verrichtete er nun Wohltaten und sammelte Verdienste an. Und tatsächlich verlor auch die Vorhersage für sein Leben an Gültigkeit. Yuan Liaofan erlangte eine höhere Position im Amt, bekam sogar vier Söhne und starb erst in hohem Alter.

Es gibt nur wenige Menschen auf der Welt, die wie Yuan Liaofan die eigenen Wege erkennen und verstehen, wie das Schicksal zu beeinflussen ist. Es sind nur wenige, die sich dann auch entschließen, auf diesem Weg voranzuschreiten und sich nicht, wie so viele andere, einfach im Strom des Lebens dahintreiben zu lassen.

Alle Menschen haben die Möglichkeit, ihr Schicksal positiv zu verändern. Durch einen Weg, den wir Chinesen Xiu Lian nennen, sind wir nicht weiter »Opfer« widriger Umstände, sondern wir nehmen unsere Entwicklung selbst in die Hand. Xiu Lian ist das Bemühen, die Seele und den Körper zu reinigen und zu entwickeln, im Einklang mit dem Universum zu leben und achtsam mit unseren Gedanken, Worten und Taten umzugehen. Ebenso bedeutet Xiu Lian, die Tugenden auszubilden, Schwächen und Fehler zu erkennen und Schritt für Schritt zu verändern.

Bei den Kursen zur Regulierung von seelischen Fremdinformationen erfahren wir häufig, dass die Fremdseelen einsichtig sind. Sie betrachten den Kurs als Unterricht und lernen ebenso wie die Teilnehmer den Xiu Lian-Weg kennen. Viele von ihnen zeigen sich bereit, von negativen Handlungen abzulassen und Verdienste anzusammeln.

Wie die Seelen der Verstorbenen diese Erkenntnisse verinnerlichen können, wird am Beispiel der Seele eines verstorbenen deutschen Arztes im Dokumentarfilm »Ze« deutlich. Am Ende dieses Filmes spricht der Filmemacher durch die Hilfe eines Mediums mit der Seele. Dabei gesteht die Seele des Verstorbenen, dass sie in ihrer letzten Lebenszeit Menschen durch Giftspritzen getötet hat. Nun möchte sie Leben retten, indem sie über ihr Medium Patienten mit Spritzen behandelt. Sie hat beschlossen, ihre Nächstenliebe zu entwickeln und Menschen und Lebewesen zu helfen, weil die von ihr begangenen Verbrechen nur durch große Wohltaten an anderen Menschen ausgeglichen werden können.

Die Seele äußert: »Es ist kein Zufall, dass ich hier seit langer Zeit arbeite. Ich übe mich noch in Nächstenliebe. Ich bin kein Wohltäter, ich bin ein Arbeiter.«

Der Filmemacher fragt: »Wird so unsere Seele befreit?« Die Seele: »Das hängt von jedem Einzelnen ab. Sprechen ist leicht, Tun ist schwierig. Die Nächstenliebe von Tag zu Tag zu praktizieren, ist schwierig. Die Wenigen, die das Gute tun, tun das oft auch nur für die eigenen Interessen. Denke an die Konzentrationslager, an die Gräben, in denen Juden lebendig begraben wurden. Das war nicht deine Epoche. Du bist jung, aber die Geschichte steht vor uns. Wie viele Male habe ich tödliche Spritzen gesetzt? Heute geben wir Spritzen für das Leben ... Wir haben Mitschuld.

Wir sind für die Judenvernichtung verantwortlich ... Ich war beteiligt.«

Der Filmemacher: »Wie warst du mitschuldig?« Die Seele: »Ich mag mich nicht daran erinnern.«

Der Filmemacher: »Manchmal muss man sich erinnern, um sich zu heilen.«

Die Seele: »Nein, wir heilen uns durch die Arbeit, indem wir das Gute tun. Wir ersetzen das Böse, das wir getan haben. Nur so kann man geheilt werden. Durch Reden erreichen wir nichts. Du kannst einen Fehler nur durch die Wohltat am Nächsten wieder gutmachen.«[12]

FREMDE SEELEN – WER SIND SIE?

Im ersten Kapitel ging es darum, wie sich die Erfahrungen unserer eigenen Seele auf das spätere Leben oder spätere Inkarnationen auswirken. Wurde zum Beispiel jemand in der Kindheit von einem Hund gebissen, wird er als Erwachsener sehr wahrscheinlich immer noch Angst vor Hunden haben. Oder wenn jemand in einem Vorleben ertrunken ist, wird er in diesem Leben vielleicht von Geburt an »grundlos« Angst vor Wasser haben. Haben wir zum Beispiel in einem Vorleben einen anderen Menschen dadurch verletzt, dass wir ihn mit einem Messer in den Nacken stachen, können wir in diesem Leben durch einen geringfügigen Unfall schlimme Schmerzen im Nacken bekommen, die sich auch mit einer langjährigen Therapie nicht erfolgreich behandeln lassen.

Es gibt jedoch noch eine zweite schwerwiegende Ursache für diese Störungen und Krankheiten, und das sind die negativen Informationen, die von fremden Seelen verstorbener Menschen ausgehen. So auch im folgenden Beispiel:

Im November 2009 fuhr ich nach Berlin zu meinem Bruder. Ich hatte mein Leben in eine Sackgasse manövriert und wollte mir Rat bei ihm holen. Es ging weder vor noch zurück.

Ich hatte keine Perspektive mehr, ich trank sehr viel und nahm Drogen.

Ich hatte schon immer viel getrunken und Drogen genommen, seitdem ich ungefähr 13 Jahre alt war. Den Grund dafür kannte ich nicht. Über die Jahre hinweg wurde der Alkohol- und Drogenkonsum immer stärker. Ich habe es stets geschafft, kurzfristig für zwei bis drei Monate aufzuhören, fiel aber jedes Mal wieder in mein altes Muster zurück. Oft fühlte ich mich deprimiert und ohne Hoffnung. Ständig war ich müde und erschöpft. Nie konnte ich auch nur eine Nacht erholsam schlafen. Auch im Umgang mit Menschen hatte ich Probleme. Ich war eher zurückhaltend und es fiel mir schwer, Freundschaften aufrechtzuerhalten und Beziehungen zu führen. Nur durch Alkohol und Drogen »taute ich auf«. Doch dann war ich sehr hitzköpfig, leicht reizbar, aggressiv und schnell aus der Ruhe zu bringen.

Bald ging es nicht mehr weiter. Meine Probleme wurden nun auch im Körper sichtbar, und ich schlief immer schlechter. Ich war am Ende. Mein Leben hatte für mich an Bedeutung verloren, aber ich wollte noch nicht aufgeben. Ich wollte nicht mehr so leben, fand aber keinen Weg, mich aus diesem Teufelskreis zu lösen.

Ich rief meinen Bruder an, da ich wusste, dass er sich schon länger mit Qigong und Energiephänomenen beschäftigte. Er lud mich sofort nach Berlin ein und machte mir einen Termin bei Frau Li, einer chinesischen Ärztin. Sie diagnostizierte eine Störung durch Fremdinformationen bei mir und riet mir, an einer Regulierung im Tian Gong-Institut teilzunehmen.

Ich war bereit, alles zu versuchen, und las das Buch von Meisterin Tianying, um mich so gut es ging auf die Zeremonie vorzubereiten. Während der Regulierung musste ich heftig weinen, aber ich spürte auch sofort eine innere Wärme und Ausgeglichenheit. Als die Information von mir getrennt wurde, ging es mir sofort viel besser, und ich fühlte eine unbeschreibliche innere Ruhe.

Nach der Energiearbeit spürte ich auf einmal, wie müde und erschöpft ich von der Rastlosigkeit war, die ich all die Jahre in mir getragen hatte. In dieser Nacht schlief ich zum ersten Mal tief und fest und träumte auch.

Ich konnte sofort und ohne Entzugserscheinungen aufhören, Alkohol zu trinken und Drogen zu nehmen. Ich verspürte noch nicht einmal mehr den Wunsch danach.

Ich glaube, dass die Fremdenergie schon sehr lange bei mir gewesen war und meine eigene Seele bereits sehr weit verdrängt hatte.

Seit über einem Jahr lebe ich nun vegan und drogenfrei. Es geht mir sehr gut. Ich bin ausgeglichen und habe die Freude am Leben wiederentdeckt. Ich habe das Gefühl, wieder zu mir zurückgefunden zu haben.

Dafür bin ich sehr dankbar.

(M., Hamburg, August 2010)

Im Leben bilden Körper und Seele eine untrennbare Einheit. Die Seele wird energetisch vom Körper ernährt und umgekehrt. Wenn wir sterben, verlässt unsere Seele den Körper und lebt weiter als unsichtbarer Energiekörper, als Yin-Wesen. Normalerweise führt der Weg nach einer bestimmten Zeit zu einer neuen Wiedergeburt in unserer Dimension. Es ist aber auch möglich, dass besonders reine Seelen Zugang zu höheren Dimensionen finden, oder dass Seelen, die sehr viel dunkle, schwere Energie angesammelt haben, in die unteren Dimensionen gehen.

Es ist im Laufe der Entwicklung unserer Gesellschaft jedoch noch ein weiteres Phänomen hinzugekommen. Es gibt Seelen, die nach dem Tod des Körpers nicht dem normalen Weg folgen können, sondern auf der Erde verbleiben. Hier werden sie zu »obdachlosen«, wandelnden Seelen. Lebende Menschen sind Yang-Wesen mit warmer Energie. Diese obdachlosen Seelen sind Yin-Wesen, und ihre Energiequalität ist kalt. Daher bezeichnen wir sie auch als »negative«

Energiekörper. Aber auch ohne ihren physischen Körper sind die obdachlosen Seelen trotzdem Lebewesen, die Gedanken und Gefühle haben. Genauso wie die lebenden Menschen haben sie Bedürfnisse: Sie brauchen Energie und wünschen sich ein Zuhause. Deshalb suchen sie nach einer Stätte, wo sie sich aufhalten können. Ein Ort, der diese Bedürfnisse sehr gut erfüllt, ist der Körper eines lebenden Menschen. Die fremden Seelen können sich jedoch auch bei Tieren oder bei Pflanzen mit starker Energie, wie zum Beispiel sehr alten großen Bäumen, niederlassen. Solche obdachlosen Seelen, die ihre Zuflucht bei lebendigen Wesen suchen, bezeichnen wir bei Tian Gong als »Fremdseelen« und die von ihnen hervorgerufenen Krankheiten als »Informationskrankheiten«. Der Körper muss jetzt nicht mehr nur eine Seele tragen und ernähren, sondern zwei. Im Laufe unserer Arbeit haben wir eine große Anzahl von Fallgeschichten gesammelt. Dabei fanden wir heraus, dass neben menschlichen Seelen auch Seelen von Pflanzen und Tieren sowie Wesen aus anderen Dimensionen seelische Störungen hervorrufen können.

Manchmal besetzen zudem mehrere Fremdseelen gleichzeitig einen einzigen Menschen. Bei einer Teilnehmerin habe ich gesehen, dass die Seele eines abgetriebenen Kindes im Bauch der Mutter verblieb; zugleich fanden wir die Seele ihrer eigenen, bereits verstorbenen Mutter hinter ihr. Bei einer anderen Frau mit Gebärmutterhalskrebs haben wir drei Seelen von verstorbenen Männern gesehen. Manchmal stehen sogar mehrere Seelen Schlange und warten auf ihre Chance, den Menschen zu besetzen. So sahen wir bei einer Seminarteilnehmerin zuerst mehrere seelische Fremdinformationen von Bäumen, die ihre Familie fällen ließ, um ein Haus zu bauen. Nachdem diese Fremdseelen sie auf unser Bitten hin verlassen hatten, zeigte sich noch die Seele ihres verstorbenen Vaters.

Die Gründe dafür, dass eine Seele nach dem Tod nicht zurück ins Licht gehen oder wiedergeboren werden kann, sind vielfältig. Es kann sich um Seelen handeln, die mit starken negativen Emotionen, wie zum Beispiel Hass und Angst, oder unter falschen Anschuldigungen gestorben sind. Ebenso können es Seelen sein, die noch mit Liebe und Fürsorge an lebende Menschen gebunden sind oder die aufgrund falscher Vorstellungen über den Tod nicht glauben wollen, dass sie gestorben sind. Die tiefer liegende Ursache ist jedoch immer, dass die jeweilige Seele nicht genügend Energie hat, um wiedergeboren zu werden. Warum haben die Seelen zu wenig Energie? Häufig liegt es daran, dass die Menschen nicht loslassen können. Einerseits haben sie zu große Bedürfnisse: Nach dem Tod wollen sie weiter essen und trinken, Geld besitzen oder sexuelle Lust befriedigen. Andere häufig vorkommende Ursachen sind ungelöste Beziehungsprobleme oder ein zu früher und zu plötzlicher Tod, vor dem der Verunglückte sich nicht von seinen Liebsten verabschieden konnte.

Die Seelen, die aus Anhaftung bleiben

Jeder von uns braucht Liebe. Wir wollen auch mit unseren verstorbenen Angehörigen und Freunden in Liebe verbunden bleiben. Zwischen Lebenden und Verstorbenen gibt es jedoch eine Art der Liebe, die für beide nicht förderlich ist: Die, die nicht loslassen kann - die abhängige und manchmal egoistische und unwissende Liebe. Weder der noch lebende Mensch noch die Seele, die ihren Körper verlassen hat, können sich auf der Basis einer solchen Liebe weiterentwickeln.

Bereits in meiner Kindheit hörte ich Geschichten, dass Kinder, die von den Eltern mit ans Grab der Großeltern genommen wurden, zuhause plötzlich ohne ersichtlichen äußeren Anlass hartnäckigen Husten und Fieber bekamen oder im Schlaf redeten. Die Kinder kamen häufig ins Krankenhaus, doch trotz medikamentöser Behandlung verbesserte sich ihr Gesundheitszustand nicht. Die

»weisen Alten« wussten jedoch, worum es hier ging. Sie erklärten, dass es sich um die Seele eines verstorbenen Großvaters oder einer verstorbenen Großmutter handelte, die ihre Enkelkinder sehr geliebt haben und sie während des Friedhofsbesuchs energetisch »gestreichelt« hätten. Die Alten empfahlen, jemanden aufzusuchen, der besondere Fähigkeiten wie die Wahrnehmung und Reinigung von Fremdenergie besitzt, oder in einem Tempel Räucherstäbchen anzuzünden, sich vor den Buddha- oder Götterstatuen niederzuknien und sich so tief zu verneigen, bis die Stirn den Boden berührt. Die Asche der Räucherstäbchen solle mit Wasser verrührt werden und den Kindern zum Trinken gegeben werden. Danach würden sie wieder gesund werden.

Bevor ich Qigong praktizierte, hielt ich solche Geschichten für bloßen Aberglauben. Mit der Praxis begann sich meine Wahrnehmung für diese Phänomene jedoch zu verändern. Mehrmals und von verschiedenen Seiten hörte ich daraufhin von Geschehnissen, die den Erfolg der Anwendung dieser Bräuche bestätigten, und so begann ich mich weiter für diese Möglichkeit zu öffnen. Seit ich selbst besondere Fähigkeiten entwickelt habe, kann ich nicht nur die Seelen sehen, die an die Erde und die Menschen gebunden sind, sondern es ist mir auch möglich geworden, die Probleme von Kindern zu lösen, denen die Seelen Verstorbener über den Kopf »gestreichelt« haben.

Inzwischen habe ich verstanden, dass es zwischen Himmel und Erde mehr gibt als unsere sichtbare Welt. Seither fälle ich keine vorschnellen Urteile mehr, wenn mir unerklärliche oder unglaubliche Phänomene begegnen, die ich noch nicht verstehen kann.

Die folgenden Beispiele machen deutlich, was geschehen kann, wenn die Anhaftung da ist.

Der Großvater, der seine Enkelin zu sehr liebte

Laura ist eine hübsche, blonde Frau aus Los Angeles. Sie war zu diesem Zeitpunkt erst dreißig Jahre alt, und fühlte sich jedoch häufig sehr müde und kraftlos und suchte Hilfe bei Letian Shi Fu. Dieser bat meine Schwester Tianping per Telefon, Laura mit dem Himmlischen Auge zu untersuchen. Sie fand heraus, dass Lauras Großvater gestorben ist, als Laura fünf oder sechs Jahre alt war. Laura bestätigte dies und sagte, dass es der Vater ihrer Mutter gewesen sei.

Tianping: »Er hat dich sehr geliebt, und du vermisst ihn auch«. Die Bilder im Himmlischen Auge zeigten, dass die Seele des verstorbenen Großvaters die Enkelin manchmal in der Nacht besuchte, um ihr über den Kopf zu streicheln.

Letian Shi Fu fragte Laura: »Wenn du morgens aufstehst, bist du dann manchmal noch müde? Hast du vielleicht Hormonschwankungen?« Laura bestätigte dies.

Letian Shi Fu zu Laura: »Wenn du möchtest, dass diese Probleme gelöst werden, können wir deinen Großvater bitten, sich nicht mehr um dich zu sorgen.«

Laura war nicht gleich einverstanden: »Aber ich liebe meinen Großvater sehr.«

Letian Shi Fu: »Großvater und Enkelkind, diese beiden Generationen gehören jetzt zwei unterschiedlichen Welten an. Dein Großvater kann dich nicht loslassen. Das ist ungünstig für seine Seelenentwicklung, und du kannst nicht gesund werden.« Laura fragte nach, was sie denn tun solle. Letian Shi Fu: »Wir sprechen mit deinem Großvater und bitten ihn, zu gehen. Er wird zu einem Ort begleitet werden und froh sein, dorthin zu gelangen.«

Laura antwortete liebevoll: »Wenn Großvater wirklich zu einem guten Ort gelangen kann, dann bin ich damit einverstanden.«

Wir haben uns daraufhin mit der Seele des verstorbenen Großvaters unterhalten und gehofft, dass sie gehen würde. Zunächst war sie jedoch sehr hartnäckig und wollte nicht nachgeben. Erst nach unserer ausführlichen Erläuterung über die Zukunft ihrer beider Seelen begann er, Zugeständnisse zu machen. Wir sagten, dass die Gesundheit seiner Enkelin sich verbessern würde, wenn er ginge. Bliebe er jedoch, dann würde es ihr immer schlechter gehen. Wir versprachen, ihm dabei zu helfen, einen guten Ort zu finden. Schließlich konnte er diese Hilfe annehmen und ist in Dankbarkeit gegangen.

Seitdem ist die Lauras morgendliche Müdigkeit verschwunden. Sie wurde von Tag zu Tag wieder gesünder und arbeitet heute als ehrenamtliche Mitarbeiterin bei uns.

Ein weiteres Beispiel eines liebenden Großvaters zeigt, wie die Seelen auch die Ungeborenen stören können.

Der Stolz des werdenden Großvaters

Xiao Min aus Wenzhou in China war im achten Monat schwanger. Seit einigen Wochen wachte sie nachts von Bauchschmerzen auf, ihr wurde übel, sie musste sich übergeben und konnte dann nicht wieder einschlafen. Manchmal verbrachte sie sogar die Nacht im Sitzen. Die ärztlichen Untersuchungen fanden keine Ursache für ihre Schlaflosigkeit und ihre anderen Beschwerden. Weder die gynäkologische noch die internistische Untersuchung ergab einen Befund. Xiao Min nahm auch Heilkräuter der Traditionellen Chinesischen Medizin ein – aber sie halfen nicht.

Schließlich rief sie uns in Berlin an und bat um Hilfe. Ich untersuchte sie mit meinem Himmlischen Auge und fand die Seele des verstorbenen Großvaters. Ich fragte mich, warum der Großvater kam und das ungeborene Kind und dessen Mutter störte.

Die Seele des Großvaters ließ mich wissen: »Es ist mein Enkelkind. Mein einziger Sohn schenkt mir ein Enkelkind. Ich bin so glücklich!«

Wieder ein Großvater, der sein Enkelkind so sehr liebte! In den Nächten kam die Seele des verstorbenen Großvaters zu seiner Schwiegertochter Xiao Min, um den Fötus aus der Nähe anzuschauen. Aber das kleine Lebewesen im Bauch hatte Angst vor ihm, weil das Yin-Qi der Seele des Großvaters und das Yang-Qi der Seele des Ungeborenen nicht im Einklang miteinander waren.

Der Großvater sagte: »Aber ich liebe ihn so sehr! Ich will ihn nicht loslassen!« Wir unterrichteten die Seele des Großvaters über die Hintergründe von Leben und Tod, damit er verstehen konnte. Nachdem er tatsächlich verstanden hatte, versprach er zu gehen und sagte zu uns: »Ich werde den Xiu Lian-Weg gehen!«[13] Aus Interesse fragte ich, wo er hingehen wollte, um Xiu Lian zu praktizieren. »Ich werde zum Guo Gong-Berg gehen, um dort meine Übungen zu machen und Qi aufzunehmen.« Ich fragte ihn, ob er in seinem Leben vielleicht in der Nähe des Guo Gong-Berges gewohnt habe. »Ja, nicht weit vom Berg«, antwortete der Großvater.

Ich befragte sogleich Xiao Min am Telefon zu dieser Aussage. Sie antwortete: »Ja! Er wohnte in der Ban Yao Qiao-Straße, nicht weit vom Guo Gong-Berg.«

Nachdem die Seele des Großvaters gegangen war, konnte Xiao Min bereits in der folgenden Nacht wieder durchschlafen, und die Bauchschmerzen waren verschwunden. Einen Monat später gebar sie einen gesunden Jungen.

EIN KLEINER EXKURS: Der Guo Gong-Berg bekam seinen Namen zum Gedenken an den Urheber der Feng Shui-Lehre Guo Pu. Guo Pu war ein taoistischer Großmeister und besaß übersinnliche Fähigkeiten. Vor 1700 Jahren war er der erste Bürgermeister in meiner Heimatstadt Wenzhou gewesen. Als er sein Amt antrat, ließ er die Stadt Wenzhou nach seinen neuen Feng Shui-Prinzipien erbauen.

Nach der traditionellen chinesischen Sichtweise sollte beim Bau einer Stadt ein Tor nach Süden hin errichtet werden. Das Gleiche galt für die Eingangstür beim Bau eines Hauses. Hinter der Stadt bzw.

dem Haus sollte es möglichst Berge und davor einen Fluss geben. Die damalige Hauptstadt unserer Region Ost Ou-Land, Yong Jia, entsprach diesen herkömmlichen Feng Shui-Prinzipien und befand sich nördlich des Ou-Flusses, der von Nordwesten nach Südosten in das Ostchinesische Meer fließt.

Guo Po wandte die eigens von ihm entwickelten Feng Shui-Prinzipien an und ließ das neue Wenzhou südlich des Flusses erbauen. Am Tag des ersten Spatenstichs sprang plötzlich ein weißer Hirsch mit einer Blüte des Schneeflockenstrauches im Maul daher. Er lief entlang der geplanten Stadtgrenzen und verschwand dann spurlos. Deshalb wird Wenzhou die »Weiße-Hirsch-Stadt« genannt. Dank des Feng Shui-Gründers erhielten die Bewohner von Wenzhou einen echten »Feng Shui-Schatz«, denn seit über 1700 Jahren gibt es in dieser Stadt keine Kriege und für den Ackerbau herrscht ein sehr günstiges Klima. Die Menschen in Wenzhou leben in Ruhe und Frieden. Das heutige Wenzhou ist in China außerdem berühmt als

»Stadt des Wohlstands«, »Heimat von Mathematikern«,

»Stadt des Qigong«, »Stadt des Tanzes« und »Stadt des Schachspiels«. Noch heute profitieren die Bewohner von den Vorzügen der Feng Shui-Praxis von Guo Pu. Er wird als »Guo Gong« (Ehrenwerter Herr Guo) geehrt, und einer der neun Berge der Stadt trägt nun seinen Namen.

Gespräche mit dem verstorbenen Ehemann

Wenn ein Ehepaar jahrzehntelang zusammenlebt, kommt es häufig vor, dass man den Partner als Teil des eigenen Lebens empfindet. Wenn der eine stirbt, kann es sowohl dem Lebenden als auch dem

Verstorbenen schwerfallen, sich mit dieser Situation abzufinden. Wenn der Verstorbene nicht weggehen will oder sich Sorgen um die Hinterbliebenen macht, kann er oder sie bei der Familie bleiben und deren weiteres Leben stören, wie im nächsten Beispiel deutlich wird:

Die Patientin eines Hamburger Arztes unterhielt sich fast jeden Tag mit der Seele ihres verstorbenen Mannes, so wie sie es zu seinen Lebzeiten getan hatte. Drei Jahre waren seit dem Tod ihres Mannes vergangen, und noch immer war sie nicht in der Lage, ein normales Leben zu führen. Sie blieb häufig allein zu Hause und konnte nicht unter Menschen gehen, worunter sie jedoch sehr litt. Auf Empfehlung ihres Arztes suchte sie uns auf. Wir erzählten ihr, dass die Yin- und die Yang-Welten jeweils ihr eigenes TAO – ihre eigene Ordnung – haben und einander nicht stören sollten, da das für beide Seiten sehr ungünstig sei. Einerseits kann die Seele eines Verstorbenen keine Ruhe und keinen Frieden finden, andererseits kann auch der Lebende seinen Weg nicht frei weitergehen. Wir nahmen für beide eine energetische Regulierung vor und baten die Seele des Mannes, seine Frau zu verlassen. Die Seele des Mannes erklärte sich dazu bereit und daraufhin halfen wir ihm, eine neue Heimstatt für sich zu bekommen. Die Frau kam später zu einer Veranstaltung in unser Institut nach Berlin. Sie sagte, es ginge ihr wunderbar.

Die Sorge einer Mutter

Wenn Emotionen von Sorge und Liebe im Sterbeprozess nicht losgelassen werden, kann sich dies für beide Seiten belastend auswirken. Allerdings sind solche Situationen generell leichter zu regulieren.

Im Jahr 2002 kam eine Frau zu uns nach Berlin. Sie war Mitte 40 und sah sehr dünn und knochig aus. Seit ihrer Kindheit litt sie unter schweren Depressionen, Angstzuständen und Selbstmordgedanken. Selbst eine mehrjährige Psychotherapie hatte sie nicht von diesen Beschwerden befreien können. Bei einer Tian Gong-Energieübertragung fand ich hinter ihr die Seele ihrer verstorbenen Mutter. Ich fragte: »Wie geht es deiner Mutter?«

Sofort brach die Frau in Tränen aus. Nachdem sie sich etwas beruhigt hatte, erzählte sie, dass ihre Mutter an einer Krankheit gestorben war, als sie selbst gerade zwei Jahre alt war. Jede Mutter liebt ihre Kinder. Besonders wenn die Kinder noch sehr klein sind, fällt es schwer, loszulassen. Die Mutter dieser Frau war damals aufgrund einer sehr schweren Erkrankung nicht in der Lage, ihre Tochter zu pflegen und zu schützen. Schließlich verlor das kleine Mädchen seine Mutter. Doch die Mutter wollte ihr Kind nach dem Tod nicht alleinlassen, und so blieb die Seele der Mutter, um sich weiterhin um sie zu kümmern. Die Traurigkeit der Mutter übertrug sich auf die Tochter, was zu den schweren Depressionen führte.

Nach meiner Regulierung wurden die Depressionen etwas leichter. Sie war jedoch seit Jahrzehnten daran gewöhnt, mit der Mutter-Seele zusammen zu sein. In der folgenden Zeit erlebte sie einige Rückfälle, bis ihre Seele allmählich damit vertraut war, allein in ihrem Körper zu leben. Inzwischen lächelt die Frau wieder, sie hat eine gesündere Gesichtsfarbe und auch etwas zugenommen. Bekannte sagen ihr, sie sei ein neuer Mensch geworden.

Kein Platz für die neue Liebe

Während meiner Regulierungsarbeit ist mir mehrmals das Phänomen begegnet, dass eine verstorbene Seele selbst dann den ehemaligen Partner aufsuchen kann, wenn die Beziehung schon mehrere Jahre vor dem Tod beendet war. Dies kann passieren, wenn die Seele des Verstorbenen den anderen noch immer liebt und einfach nicht loslassen will. Doch die Anwesenheit der Seele stört den geliebten Menschen und kann seine Gesundheit oder auch eine neue Liebesbeziehung beeinträchtigen. Wenn wir unsere geliebten Menschen nicht loslassen können und uns stattdessen an sie klammern, ist es keine echte, sondern eine egoistische Liebe. Dies kommt leider sehr oft vor. Dann wird der lebende Partner möglicherweise Schwierigkeiten haben, einen neuen Gefährten zu finden oder es treten, wenn er noch einmal heiraten und eine neue Familie gründen will, ohne ersichtlichen Grund Probleme zwischen den neuen Ehepartnern auf. Haben aber die Seelen der Verstorbenen Verständnis für die lebenden Menschen, dann werden derartige Verstrickungen nicht vorkommen.

John ist ein junger Mann aus San Francisco. Seit ein paar Jahren wurde er ohne ersichtlichen Grund körperlich immer schwächer. Zwischen ihm und seiner Gattin gab es außerdem bereits einige Disharmonien, sodass seine Frau es vorzog, erst einmal nach Los Angeles zu gehen.

Letian Shi Fu entdeckte bei John zu Hause eine seelische Information, die ihre Hand immer auf seine Schulter legte. Durch Gedankenübertragung erfuhr Letian Shi Fu, dass dies die Seele einer ehemaligen Freundin von John war, die infolge ihrer Drogensucht gestorben war. Während ihres Lebens hatte sie John sehr geliebt und hing nach ihrem Tod immer noch an ihm.

Letian Shi Fu fragte John, ob er je so eine Freundin gehabt habe.

John antwortete: »Ja, das war meine Freundin in der Schulzeit.«

Letian Shi Fu: »Wo ist sie jetzt?«

John: »Weiß ich nicht. Ich habe schon lange keinen Kontakt mehr mit ihr.«

Letian Shi Fu: »Sie ist tot. Hast du das gewusst?«

John: »Nein, aber es ist durchaus möglich, weil sie drogenabhängig war.«

Seit ihrer Schulzeit hatten sie sich geliebt, und weil die Freundin süchtig war, hatte er sie verlassen. Sie jedoch hielt an ihrer Liebe fest und war zu ihm zurückgekommen.

Letian Shi Fu: »Sie ist noch jetzt bei dir zu Hause in deinem Zimmer.«

»Das ist SIE?« John war sehr überrascht. »Seit ein paar Jahren sehe ich immer eine weibliche Hand, die auf meiner Schulter liegt.«

Letian Shi Fu unterhielt sich durch Gedankenübertragung mit der Seele und bat sie wegzugehen. Aber sie war damit nicht einverstanden und sagte, sie liebe John noch immer. Letian und ich fragten John, was wir tun sollten. Er meinte, Letian Shi Fu möge versuchen, ihr Herz zu erweichen. Dieser regulierte dann mit sehr viel Licht und Liebe diese arme Seele und half ihr, eine neue Heimstatt zu finden. John kamen vor Rührung die Tränen. Nachdem die seelische Information ihn verlassen hatte, kam seine Frau unerwartet aus

Los Angeles zurück. Es war, als hätte sie ein Signal empfangen. Seitdem lebt das Ehepaar wieder in Harmonie miteinander.

Das ist nur ein Beispiel, in dem ein Ehepaar bisher in Harmonie miteinander lebte und irgendwann ein »unsichtbarer Dritter« hinzukommt, wodurch die Beziehung dann unvermeidbar schwierig wird. In Johns Fall floss seine Lebensenergie unbemerkt zu dieser seelischen Information, und sein Gesundheitszustand verschlechterte sich ständig. Ähnlich verhält es sich auch, wenn eine neue Liebe kommen will, die alte Liebe ihr aber keinen Platz macht.

Die fesselnden Ketten des Hasses

Der amerikanische Arzt Dr. Carl Wickland (1862–1937) berichtet in seinem Buch »Dreißig Jahre unter den Toten«[14] von Herrn P., der sich plötzlich eigenartig und ungehörig benahm und sehr reizbar und herrisch wurde. Die Seele eines Verstorbenen hatte sich an Herrn P. geheftet. Der Arzt fragte durch ein Medium diese Seele, warum sie ihn besetzt habe. Sie meinte, »Herr P. machte meiner Frau den Hof und dafür will ich Rache nehmen «. Die Seele des Verstorbenen hatte nämlich herausgefunden, dass Herr P. und seine Frau zu seinen Lebzeiten ein Verhältnis miteinander hatten. Das sollte nicht ungesühnt bleiben.

Wie gut unser Verhältnis zu anderen Menschen ist, hängt von der Beziehung zwischen unseren Seelen ab. Ist die Beziehung durch karmische Schulden in früheren Leben belastet, wird dies zwangsläufig zu Problemen in unseren jetzigen Beziehungen führen. Dies betrifft viele Liebesbeziehungen.

Wenn sich in einer bereits karmisch belasteten Beziehung Hass entwickelt, werden die seelischen Verstrickungen immer größer. Jeder hat sicher schon einmal einen schlimmen Streit beobachtet oder von einem gehört, bei dem keine Seite nachgeben konnte und das Streitpotenzial immer größer wurde, bis die Betreffenden wie blind waren vor Wut und Rachegedanken. Ähnlich kann sich das Verhältnis von zwei Seelen über mehrere Inkarnationen hinweg immer mehr zuspitzen. Wenn eine Seele der Meinung ist, ihr sei in früheren Leben geschadet worden, so will sie dem Widersacher ebenfalls Schwierigkeiten bereiten.

Wenn dies während der Lebzeiten nicht stattfindet, kann es sein, dass die Seele nach dem Tod auf die Suche geht, um ihren »Feind« zu finden und Vergeltung zu üben. Solche unaufgelösten Verstrickungen können einerseits bei den Lebenden viele Verletzungen hinterlassen, andererseits finden dadurch auch die Seelen der Verstorbenen keinen guten Weg. Im schlimmsten Fall wird dieser Teufelskreis von einem Leben in das nächste und von einer Generation zur nächsten weitergetragen. Um einen Ausweg aus dieser Situation zu finden, sollten sich sowohl die Lebenden als auch die Seelen der Verstorbenen unbedingt in Liebe, Toleranz und schließlich in Vergebung üben.

Während meiner Arbeit habe ich erkannt, dass Wut, Ärger, Neid und Rachsucht die häufigsten Gründe dafür sind, dass eine fremde Seele uns aufsucht. Ich habe unzählige Fälle erlebt, in denen die seelischen Informationen von verhängnisvollen Vergeltungswünschen geleitet wurden. Für die Betroffenen waren es jedes Mal sehr leidvolle Erfahrungen, da die Störungen und Schäden der Informationskrankheiten durch Hass- und Rachegefühle wesentlich massiver wurden.

Durch meine Fähigkeiten habe ich jedoch auch die Möglichkeit, nach den Ursachen zu forschen, die hinter dem Leid liegen. Mir wurde durch diese Arbeit das Prinzip vom Karma sehr klar vor Augen geführt. Für jede Wirkung, die wir jetzt erleben, haben wir einst selbst den Grundstein gelegt. Ich begriff, dass die tieferen Ursachen für solche gravierenden Störungen immer in unseren eigenen karmischen Schulden liegen, die wir oder unsere Vorfahren mit dieser Seele noch nicht gelöst haben. Mit dieser Erkenntnis wuchs auch mein Mitgefühl den fremden Seelen gegenüber.

Die folgenden Beispiele verdeutlichen, wie ungerechte oder negative Taten in der Vergangenheit zu Störungen durch Fremdseelen in der Gegenwart führen können, was wiederum schwere Krankheiten und großes Leid für die »Besetzten« hervorrufen kann.

Seit vier Generationen in Leid verstrickt

Bei einer Energieübertragung mit Letian Shi Fu im September 2003 in Berlin untersuchten wir die Krankheitsursachen einer unbekannten Frau. Früher führten wir bei größeren Veranstaltungen manchmal Untersuchungen mit unbekannten Menschen durch, damit die Seminarteilnehmer im Westen die seelischen Informationskrankheiten kennenlernen und verstehen konnten. Die Voraussetzung war, dass wir die jeweilige Person nicht kannten und diese sich dazu bereit erklärte, die Ergebnisse im Nachhinein vor dem Publikum bekannt zu machen. Bei dieser Veranstaltung konnte ich die Krankheitsursachen eines Leids, dessen Ursprung mehr als vier Generationen zurücklag, entschlüsseln.

Frau H., die an der Grenze zwischen Deutschland und Holland wohnt, erklärte sich dazu bereit, dass wir mit unseren übersinnlichen Fähigkeiten die Ursachen ihrer Krankheiten untersuchten und für das Publikum darlegten. Sie war eine große, schlanke und gebildete Frau von etwa 50 Jahren, mit einem vornehmen Äußeren. Sie bestätigte, dass wir uns hier zum ersten Mal trafen und dass ich vorher nichts über sie wissen konnte.

Nachdem Frau H. uns ihren Namen und ihr Geburtsdatum genannt hatte, begann ich, die verschiedenen Informationen über sie aufzunehmen. All ihre Erkrankungen wurden von mir richtig benannt. Anschließend untersuchte ich die Ursache ihrer Beschwerden.

Mittels des Himmlischen Auges erfuhr ich, dass ihre Vorfahren aus einer großen Familie stammten. Vor vier Generationen hatte ihre Familie einer Frau großes Unrecht angetan, sodass diese schließlich Selbstmord beging, indem sie in einen Fluss sprang. Seitdem klagt die Seele der Verstorbenen über das erlittene Unrecht, findet keine Ruhe und hält die Familie besetzt.

Frau H. bestätigte diese Ergebnisse. Ihre Vorfahren gehörten einer großen Adelsfamilie an. Ein junger Mann aus der Familie hatte sich damals in eine Magd verliebt, und diese Beziehung wurde nicht geduldet. Seine Familie habe die junge Magd so stark unter Druck gesetzt, dass sie keinen anderen Ausweg als den Freitod mehr sah. Diese Liebestragödie hatte sich vor mehr als hundert Jahren abgespielt. Doch die Klage der Seele über die ungerechte Behandlung durchbrach jetzt Zeit und Raum und fand nun im 21. Jahrhundert Gehör. Im Veranstaltungsraum bewegten der Hass und die hilflose Trauer dieser Seele alle Teilnehmer. Vielen Menschen standen Tränen in den Augen.

Die weitere Arbeit bezog sich nun darauf, dieser Seele zu helfen, ihr aufgebrachtes Qi zu beruhigen und zu regulieren. Sie war eine zutiefst verletzte Seele, die in ihrem Leben sehr viel Leid erfahren hatte. Auch nach dem Selbstmord fand sie keine Ruhe. Letian Shi Fu bat alle Teilnehmer der Veranstaltung, der Seele Liebe zu schicken, um gemeinsam die Wunden dieser Seele zu heilen, die so viel Unrecht erlitten hatte, und ihr stärkende Energie zu schicken, damit sie Ruhe und Frieden finden könne. Ich war tief berührt, als ich wahrnahm, wie die über 200 Teilnehmer aus ganzem Herzen ihre Liebe aussandten. Letian Shi Fu verwandelte diese Liebe in ein starkes, einheitliches Energiefeld und übertrug es auf die Seele der verstorbenen Frau.

Endlich wurde die mehr als hundertjährige Verletzung geheilt! Die Seele wurde erlöst und erhielt ein neues Zuhause. In diesem Moment konnte ich sehen, wie Frau H. eine rosige Gesichtsfarbe bekam. Sie fühlte sich wie befreit und sagte: »Ich fühle mich plötzlich leichter, so als ob eine schwere Last von meinem Körper genommen worden ist. Ich bin wie neu geboren!«

Wie kann man ein leichtes Leben führen, wenn man eine fremde Seele bei sich trägt, die solch ein großes Unrecht erlitten hat?

Einen Monat später erhielten wir eines Dankesbrief vom Ehemann der Frau H., in dem er die Veränderungen seiner Frau beschrieb, seitdem die Fremdseele sie verlassen hatte. Seine Frau sei immer sehr nett zu ihm gewesen, aber seit mehreren Jahren hätte sie nur ungern sexuelle Begegnungen mit ihm zugelassen. Seit der Regulierung habe sich seine Ehefrau jedoch völlig verändert. Sie ist leichter und fröhlicher geworden. Auch die sexuellen Probleme hätten sich gelöst. Heute sind die beiden so glücklich wie ein frisch vermähltes Paar. Außerdem erfuhren wir, dass die Mutter von Frau H., die unter Alzheimer litt, jetzt wieder normal denken könne. Die Heilung war in dem Moment eingetreten, als seine Frau von Berlin nach Hause zurückgekehrt war. Das sei ein großes zusätzliches Glück, das sie nicht erwartet hätten.

So hatte eine Seele, die ungerecht behandelt worden und daran zugrunde gegangen war, einer Familie über vier Generationen hinweg bitteres Leid gebracht.

Rache unter Geschwistern

Herr Zhu Chenlin, ein Theaterkritiker, erkrankte an Myasthenia gravis. In der Schulmedizin gilt dies als schwere, unheilbare Krankheit. Die Ärzte hatten der Familie mitgeteilt, dass er in Lebensgefahr sei und die Familie die Bestattung vorbereiten solle. Herr Zhu war sich seiner bedrohlichen Situation durchaus bewusst. Er sah dem Tod jedoch ruhig und gelassen entgegen und hatte bereits sein Testament geschrieben. Damals lebte ich noch in China, aber im Sommer desselben Jahres wurde ich nach Deutschland eingeladen. Vor meiner Abreise habe ich Herrn Zhu in einem der besten Krankenhäuser in Shanghai besucht. Es ging ihm sehr schlecht, er konnte kaum schlucken, und der Speichel floss ihm aus den Mundwinkeln. Er sprach sehr undeutlich, und seine Augenlider waren herabgesunken. Ich regulierte ihn mit Energie, aber die Wirkung war gering. Ich wollte die Krankheitsursache herausfinden. Deshalb telefonierte ich, sobald ich in Berlin angekommen war, mit Letian Shi Fu, der sich gerade in den USA aufhielt.

In meinem Himmlischen Auge sah ich folgende Bilder: Herr Zhu saß in seinem Zimmer zuhause an einem Tisch und schrieb. Langsam näherte sich ihm ein dunkler Schatten, der schließlich an seinem Arm kleben blieb. Zuerst dachte ich, der Schatten würde ihm beim Schreiben helfen. Aber Letian Shi Fu sagte zu mir: »Das kann nicht stimmen, schau weiter. Hilft oder schadet ihm der Schatten?« Ich beobachtete weiter, und auf einmal wurde klar, dass der Schatten ihm schadete. Während er am Arm klebte, verlor Herr Zhu an Kraft. Ich fand heraus, dass der Schatten die Seele seiner verstorbenen Schwester war, mit der er früher Ärger gehabt hatte.

Letian Shi Fu sprach die Fremdseele in Himmlischer Sprache (der Sprache der Seele) an – in der Hoffnung, dass sie die unglückliche Erinnerung loslassen möge. Er bat sie wegzugehen - wenn sie das nicht täte, würde dies für beide Seiten ungünstig sein. Nach dieser von Herzen kommenden Rede war die Seele tatsächlich einverstanden zu gehen.

Herr Zhu befand sich zu diesem Zeitpunkt noch im Krankenhaus in Shanghai, und wir konnten deshalb keinen Kontakt mit ihm aufnehmen. Letian Shi Fu sandte ein Fax zu einem Bekannten in Shanghai, der es an Herrn Zhu übergab. Nach dem Lesen des Faxes ließ Herr Zhu ausrichten, dass die Ergebnisse der Untersuchung richtig seien. Letian Shi Fu schrieb ihm, wie er sich in Zukunft bei derartigen Beziehungen verhalten solle: »Was die anderen Menschen dir Gutes getan haben, das sollst du im Herzen behalten. Das, was sie dir an Schlechtem getan haben, sollst du vergessen. Du darfst deine Schwester auf keinem Fall hassen, sondern sollst ihr vergeben und wünschen, dass ihre Seele eine gute Zukunft bekommen wird.« Außerdem solle Herr Zhu täglich Qigong-Übungen praktizieren und sich mit der kosmischen Energie verbinden. Herr Zhu befolgte diese Ratschläge sorgfältig. Kurz darauf konnte er das Krankenhaus verlassen.

Ein halbes Jahr später ließ er sich noch einmal im Krankenhaus untersuchen. Die Ärzte konnten es nicht fassen, dass der Patient, der bereits im Sterben gelegen hatte, jetzt so vital und lebensfreudig war.

Wenn der Tod zu plötzlich kommt

Bei meiner Arbeit mit den Fremdseelen konnte ich noch eine weitere Gruppe identifizieren. Mir begegneten viele Seelen, die selbst noch ganz traumatisiert von ihrem eigenen Tod waren. Sie waren zu jung, zu grausam oder zu plötzlich gestorben, als dass sie die großen transformativen Prozesse des Sterbens hätten bewältigen können. Sie waren seelisch nicht auf ihren Tod vorbereitet gewesen. Dies geschieht zum Beispiel, wenn eine Person durch ein schlagartiges Unglück stirbt – sei es im Krieg, bei einer Naturkatastrophe oder bei einem Verkehrsunfall. Besonders schlimmes Leid, wie es ein Mensch beim Erfrieren, Verhungern oder Ertrinken erfährt, oder auch durch Mord oder in Folge großen Unrechts, macht es den Seelen ebenfalls schwer, ihren Weg zu ihrer neuen Heimstatt zu finden. Auch Fehlgeburten, Abtreibungen oder ein früher Tod in der Kinder- oder Jugendzeit, der urplötzlich und ohne die Möglichkeit einer Vorbereitung geschieht, erschweren den Übergang in das neue Leben.

Diese verunglückten, »obdachlosen« Seelen brauchen noch Unterstützung und suchen diese manchmal bei ihren Familien. Dort versuchen sie auf ihre Weise zu übermitteln, welche Hilfe sie wünschen. Bei der Mehrzahl der Menschen ist die Verbindung zwischen Körper und Seele jedoch blockiert, sehr schwach oder sie besteht gar nicht mehr. Das heißt, sie können weder die Wünsche ihrer eigenen Seele, noch die Mitteilungsversuche der fremden Seelen wahrnehmen. Die meisten Menschen unserer Zeit sind zu sehr mit ihren alltäglichen Angelegenheiten in der Yang-Welt beschäftigt und selbst wenn sie ihrer Verstorbenen gedenken, so sind doch nur die wenigsten in der Lage, deren seelische Bedürfnisse auch wirklich wahrzunehmen. Es gibt deshalb äußerst wenige, die sich um die Nöte der Seelen, die ihren physischen Körper verloren haben, kümmern können. Ungeachtet dessen suchen die Seelen der Verstorbenen oft eine Möglichkeit, sich ihren Familien zu nähern und zu ihnen Kontakt aufzunehmen, beispielsweise durch einen Traum.

Es gibt überall auf der Welt Menschen mit übersinnlichen Fähigkeiten. Sie wurden damit geboren, haben sie durch Qigong-Praxis oder auch durch die Übungen anderer spirituelle Schulen entwickelt. Wenn die Bedingungen dafür vorhanden sind, können sie in einen bestimmten Zustand eintreten und Kontakt mit den Seelen der Verstorbenen aufnehmen. Allerdings gibt es nur sehr wenige Menschen, die neben diesen Fähigkeiten auch die entsprechende Kraft haben, diesen Seelen zu helfen.

Wenn der Tod sie ohne großes Leid ereilt, nehmen manche Seelen gar nicht wahr, dass ihr Körper nun tot ist. Dies geschieht besonders dann, wenn der Mensch falsche Vorstellungen über den Tod hatte und zum Beispiel dachte, dass nach dem Tod alles aus sei und dann verwundert feststellt, dass er immer noch da ist. Andere Seelen wissen sehr wohl, dass ihr Körper nicht mehr existiert, weigern sich aber, diese Wahrheit zu akzeptieren.

Ein letzter Wunsch

Wenn jemand plötzlich stirbt, ohne sich darauf vorbereiten zu können, so geschieht es häufig, dass wichtige Dinge vor dem Tod noch unerledigt bleiben. In solchen Fällen kann die Seele nach dem Tod nach Hause gehen, um den Angehörigen das Unvollendete mitzuteilen.

Die Ehefrau des Botschafters eines europäischen Landes hatte bei einer Qigong-Übung oftmals einen dunklen Schatten gesehen. Sie wusste nicht, wer es war und machte sich Sorgen. Meine Schwester Tianping fand bei der Untersuchung heraus, dass es die Seele ihres verstorbenen Großvaters war. Er hielt ein altes Buch mit einem Stammbaum in der Hand und wollte es ihr übergeben. Die Frau war sehr überrascht und sagte: »Ach so ist das! Letzte Woche habe ich meinen Vater angerufen und nach dem Stammbuch gefragt. Ich wollte es ordnen.« Die Seele des Großvaters war nämlich sehr beunruhigt, weil das Stammbuch bei seinem Sohn war, zu dem er nur wenig Vertrauen hatte. Er meinte, es sei bei der Enkeltochter viel besser aufgehoben und sie könne es besser ordnen, weswegen er sie aufsuchte. Die Enkelin erklärte sich sofort bereit, diese Aufgabe zu übernehmen. Seitdem ließ die Seele des Großvaters sie in Ruhe.

Seelen der Kinder einer abgebrochenen Schwangerschaft

Das Leben beginnt im Mutterleib. Bei der Befruchtung erhält die Urseele bereits die Information, wohin sie bald gehen wird, und wartet dann nur noch auf den Zeitpunkt. Nach Ablauf der ersten drei Monate ist es dann meistens soweit, und die Seele tritt in den Körper ein. Ein Schwangerschaftsabbruch bedeutet, dass der Kinderseele vorerst die Möglichkeit einer Wiedergeburt genommen wird, ganz unabhängig davon, wie es dazu gekommen ist - sei es durch eine Fehlgeburt oder durch die bewusste Entscheidung der Eltern.

Nach der Entfernung des Fötus kann die Seele, die nun ihren Körper verlassen hat, durchaus in einem anderen Körper bei anderen Eltern wiedergeboren werden. Es geschieht jedoch manchmal, dass die Seele des Kindes im Leib der Mutter bleibt oder zu einer wandelnden Seele wird. Manchen Seelen, die schon lange Zeit auf die Chance ihrer Inkarnation gewartet hatten, wurde diese Möglichkeit durch den Schwangerschaftsabbruch vorerst wieder genommen. Das bedeutet für sie großes Leid, weshalb sie oft sehr traurig oder wütend sind. Wenn eine Kinderseele nach einer Abtreibung bei der Mutter bleibt, kann sie die Mutter oder sogar die ganze Familie stören, und dies kann zu Depressionen oder anderen Belastungen führen. Die Kinderseelen halten sich in diesen Fällen häufig in der Brust oder in der Gebärmutter der Mutter auf und rufen in diesen Körperteilen Störungen hervor. Nicht selten entstehen dort mit der Zeit Myome, Knoten oder Zysten.

Bei einer Energieübertragung im Juli 2004 sahen wir mit dem Himmlischen Auge hinter einer Frau den Schatten eines Babys. Wir sahen, dass die Frau Erkrankungen in der Gebärmutter und in der Brust gehabt hatte. Auf unsere Frage hin bestätigte sie dies.

Nicht alle Seelen von abgetriebenen Kindern bleiben nach dem Schwangerschaftsabbruch bei der Mutter. Manche lassen recht bald los, andere bleiben weiterhin in der Nähe. Letzteres kann für die Familie sehr ungünstig sein, wenn die Kinderseelen mit Eifersucht auf ihre späteren Geschwister reagieren und diese besetzen.

Der ungeborene große Bruder

Xia machte sich große Sorgen um ihre siebenjährige Tochter. Das Kind hatte seit einiger Zeit häufig Albträume. Eines Morgens sagte sie mit einem seltsamen Gesichtsausdruck:

»Mein großer Bruder steht an der Tür, kommt aber nicht rein. Er hat nichts an und friert sehr. Er schaut mich ganz böse an.« Xia sprach mit mir über diese Situation. Ich fragte Xia, ob sie vor der Geburt ihrer Tochter eine Schwangerschaft abgebrochen habe und ob es ein Junge gewesen sei. Sie bestätigte dies, sagte aber, dass sie ihrer Tochter nie davon erzählt habe. Ich erklärte ihr, dass der Yang-Körper der Tochter das nicht wisse, dass aber der Seelenkörper mit der Bruderseele Kontakt aufgenommen habe. Die Jungenseele war sehr unglücklich, dass sie nicht bei Xia wiedergeboren werden konnte. Der Junge wurde eifersüchtig auf seine Schwester, die von den Eltern sehr geliebt und verwöhnt wurde.

Warum kam die Jungenseele ausgerechnet nachts? Nun, tagsüber ist die Yang-Energie stark, und wir Menschen sind in dieser Zeit sehr aktiv. Nachts ist dagegen die Yin-Energie stark, was die aktive Zeit für die Seelen von Verstorbenen ist. Seit unserer Regulierung hatte das Mädchen keine Albträume mehr.

Fremde Seelen kommen, um zu warnen

Manche Seelen kommen nur für kurze Zeit – zum Schutz ihrer Liebsten, um vor Unheil zu warnen, zu helfen oder um zu erziehen. Diese Seelen sind allerdings nicht mit den Lebenden verstrickt. Sie kommen aus einer anderen Dimension und gehen wieder, wenn ihre Mission beendet ist.

Warum Angst vor Fahrradfahren?

Im Mai 2002 veranstalteten wir in Berlin eine Qi Gong-Vorführung. Bei der Energieübertragung gegen Schmerzen spürten viele Teilnehmer, dass ihre Schmerzen plötzlich nicht mehr da waren. Bei anderen Teilnehmern waren sie deutlich weniger geworden. Drei Teilnehmer hatten keine Veränderungen bemerkt. Bei ihnen führten wir mit dem Himmlischen Auge eine Untersuchung durch. Einer der drei Teilnehmer kam aus Südamerika, war über vierzig Jahre alt und hieß Jack. Ich kannte ihn vorher nicht und wusste nichts über ihn. Mein Arbeitsablauf war, wie erwähnt, häufig so, dass ich zunächst mit dem Himmlischen Auge die Informationen über den Gesundheitszustand und den Charakter aufnahm. Zum Zweiten untersuchte ich die Ursache der Erkrankungen oder Probleme. So ging ich auch dieses Mal vor. Ich empfing Informationen über Jack und fragte nach:

»Frieren Sie leicht?«

Jack: »Ja!«

Ich: »Fühlen Sie sich oft kraftlos? Haben Sie Stress, sind Sie angespannt und ängstlich?«

Jack: »Ja!«

Ich: »Haben Sie ein schlechtes Gedächtnis?«

Jack: »Ja!«

Ich: »Trauen Sie sich nicht, Auto zu fahren?«

Jack: »Ja! Ich habe sogar Angst, Fahrrad zu fahren.«

Ich: »Als Sie klein waren, ist jemand aus Ihrer Familie an einem Autounfall gestorben?«

Jack: »Es gab einen Autounfall, aber nicht mit tödlichen Folgen.«

Mir wurde durch die Untersuchung klar, dass die Seele eines verstorbenen Familienangehörigen bei ihm geblieben war. Da diese Person unerwartet bei einem Autounfall verunglückt war, ihre Seele jedoch noch keine neue Heimstatt gefunden hatte und sich um die Sicherheit der Familie sehr sorgte, kam sie nach Hause, um die Familie davor zu warnen, mit dem Auto zu fahren! Weil Jacks Gedächtnis schlechter geworden war, konnte er sich offenbar nicht mehr daran erinnern. Ich war mir aber sicher, dass die Bilder, die ich gesehen hatte, korrekt waren.

In der Pause fiel es Jack dann ein, dass sein Großvater bei einem Autounfall gestorben war, als er vier Jahre alt war.

»Mein Kind, ich tue das, weil ich dich sehr lieb habe.«

Als wir im Herbst 2004 von einem Kurs aus Spanien zurückkehrten, lag auf meinem Schreibtisch ein Fax aus Hamburg. Ein Arzt bat uns um Hilfe in der Hoffnung, dass wir mit den Tian Gong-Methoden einer seiner Patientinnen helfen könnten, die an schwerer Schlaflosigkeit litt.

Herr Dr. Schmidt ist ein erfolgreicher Arzt mit gutem Ruf. Er kann einfühlsam auf seine Patienten eingehen und trifft seine Entscheidungen stets sehr verantwortungsbewusst. Er wandte sich an uns, weil einige seiner zuvor schwer erkrankten Patienten durch Tian Gong-Übungen gesund geworden waren. In seinem fast dreißigjährigen Berufsleben als Arzt hatte er eine Vielzahl von Patienten erlebt, für deren Beschwerden er keine Diagnose stellen konnte. Bei manchen Patienten gab er zwar eine Diagnose, doch die Medikamente halfen nicht. Andere Patienten wurden gesund, hatten aber häufig Rückfälle. Ein Jahr zuvor hatte er drei Patienten gehabt, die an Schlaflosigkeit litten und die alle Suizid begingen. Diese Häufung der Geschehnisse brachte den Arzt zum Nachdenken. Die Schulmedizin hat ihre Grenzen, und es sind noch viele Rätsel ungelöst. Dr. Schmidt überlegte, ob es wohl noch andere Methoden gäbe, die seine Patienten von ihrem Leid befreien könnten. Während er sich damit intensiv auseinandersetzte, lernte er auf Empfehlung eines Naturheilpraktikerpaares das Tian Gong-Institut kennen.

Aus Neugierde und Forschergeist, aber mehr noch aus Verantwortung gegenüber seinen Patienten, empfahl er eine schwerkranke Patientin an uns weiter. Die positiven Rückmeldungen stärkten sein Vertrauen in unsere Arbeit.

Wir trafen seine Patientin, um die es in seinem Schreiben ging, zu einer Einzelsitzung. Sie war eine mittelgroße, etwa vierzigjährige Frau und berichtete, dass sie seit eineinhalb Jahren oft nicht schlafen konnte, manchmal sogar zwei bis drei Nächte hintereinander nicht. Kein Schlafmittel habe geholfen. Es sei auch vorgekommen, dass sie ein oder zwei Nächte gut geschlafen habe und danach wieder nicht. Diese Phasen hätten sich wiederholt, und der Arzt habe keine Ursache gefunden.

Meine Schwester Tianping und ich untersuchten sie mit dem Himmlischen Auge und entdeckten hinter ihr eine weibliche seelische Information, die ein bisschen kleiner und etwas dicker als die Patientin selbst war. Mit meinen Gedanken fragte ich:

»Bitte, wer sind Sie?«

»Ich bin ihre Mutter!«, antwortete die seelische Information gedanklich auf meine Frage.

Ich fragte die Patientin: »Wie geht es Ihrer Mutter?«

»Sie ist gestorben, als ich sechzehn Jahre alt war.«

Wir beschrieben das Aussehen ihrer Mutter und dass sie ein guter und netter Mensch gewesen war. Die Patientin bestätigte all dies.

Die Bilder in unserem Himmlischen Auge zeigten jedoch, dass ihre Mutter mit einem Gegenstand in der Hand ins Herz ihrer Tochter stieß. Das Bild war schwer zu interpretieren.

Ich fragte sie: »Wie geht es Ihrem Herzen? Haben Sie da manchmal Schmerzen?«

Patientin: »Ja, nachts. Besonders in den schlaflosen Nächten habe ich Herzschmerzen.«

Warum verletzte eine nette, liebevolle Mutter ihre Tochter auf diese Art? Was war geschehen, dass sich die Seele der verstorbenen Mutter dermaßen über die Tochter empörte?

Ich fragte sie: »Haben Sie vor eineinhalb Jahren etwas getan, das nicht recht war?«

Sie gestand: »Ja. Vor eineinhalb Jahren war ich in einen anderen Mann verliebt. Obwohl ich jetzt von ihm getrennt bin, hat dies meinen Mann sehr tief verletzt, sodass es ihm heute immer noch nicht gut geht.«

Wir erklärten ihr, dass die Schlaflosigkeit und die Herzschmerzen durch die Seele ihrer verstorbenen Mutter verursacht wurden. Weil die Mutter mit dem Verhalten der Tochter unzufrieden war, kam sie auf diese Weise zu ihr und hoffte, dass die Tochter ihre Fehler korrigieren würde.

Da begann die Patientin zu weinen: »Mutter, bitte störe mich nicht mehr!«

»Mein Kind, ich störe dich nicht, ich habe dich nur lieb. Du sollst den rechten Weg gehen.« Das von der Mutterseele Gesagte übermittelten wir der Tochter, und dieser wurde jetzt vieles klar.

Die Seele der Mutter sagte daraufhin: »Ich will doch nur, dass du ein guter Mensch bist. Dann werde ich beruhigt sein.«

Die Tochter wurde traurig und schluchzte heftig. Dann sagte sie: »Ich verspreche dir, dass ich mich bemühe, ein guter Mensch zu werden. Ganz bestimmt! Bitte, beruhige dich!«

Nach diesem berührenden Dialog verließ die Seele der Mutter ihre Tochter.

Die Patientin spürte sofort innere Ruhe und Frieden. Sie erzählte uns, dass ihre Mutter ein sehr traditioneller, aufrichtiger Mensch gewesen sei. Die Mutter habe sie sehr geliebt, sie sei aber auch sehr streng mit ihr gewesen. Dass die Mutter sich empört habe, passe zu ihrem Charakter.

Nach einem Monat schickte uns die Patientin eine E-Mail, in der sie sich für unsere Arbeit bedankte. Sie konnte jetzt nicht nur gut schlafen, sie hatte auch innere Ruhe und Frieden gefunden und außerdem ihr schlechtes Gewissen überwinden können.

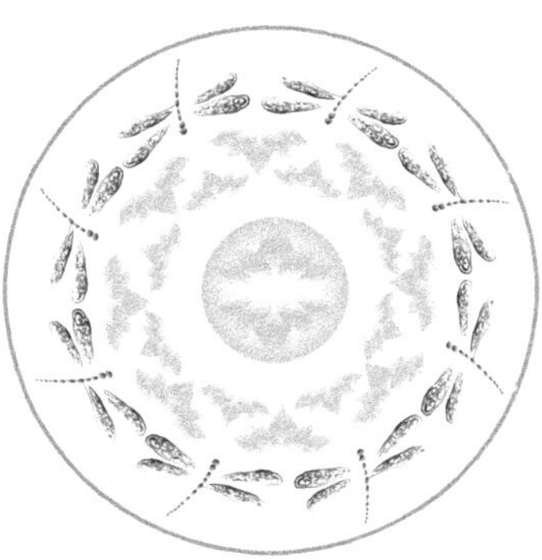

SEELEN ANDERER LEBEWESEN

Alle lebenden Wesen haben eine unsterbliche Seele. Während meiner mehr als zehnjährigen Erfahrung mit der Regulierung der Fremdseelen habe ich häufig erlebt, dass Seelen anderer Lebewesen Menschen besetzen. Häufig sind es Tierseelen, die zu den Menschen kommen. Hierfür gibt es, wie bei den menschlichen seelischen Informationen, zwei Hauptgründe: entweder sind es Haustiere, die aus Liebe bei ihren ehemaligen Herren bleiben, oder es sind Tiere, die getötet wurden und sich nun rächen wollen. Auch Seelen von Pflanzen können zu seelischen Fremdinformationen werden. Meist sind dies Pflanzen mit alten, starken Seelen – vor allem Bäume.

Immer häufiger ist uns in den letzten Jahren ein anderes Phänomen begegnet, nämlich die Besetzung durch andere Arten von Geistwesen. Solche Wesen rufen etwas andere Störungen hervor, und die Regulierung und Heilung ist häufig ein längerer Prozess. Dieses Phänomen ist nicht das Hauptthema dieses Buches, daher wird hier auch nicht sehr ausführlich darauf eingegangen.

Wie eben erwähnt stehen hinter den Störungen, die durch tierische Seelen hervorgerufen werden, häufig die Seelen ehemaliger Haustiere. Die Bindung der Menschen zu ihren Haustieren ist meistens sehr eng. Manche Menschen lieben ihr Haustier so sehr, dass sie es nach dem Tod nicht loslassen können und gern weiter in ihrer Nähe wissen wollen. Diese klammernde, begrenzte Form der Liebe verursacht aber viel Leid. In vielen westlichen Ländern ist es Sitte, das tote Tier im eigenen Garten zu begraben. Bei so großer Nähe kann es passieren, dass die Tierseelen ihren gewöhnlichen Platz im Haus nach dem Tod weiter beanspruchen, was dazu führt, dass die Menschen mit den Seelen der toten Tiere unter einem Dach wohnen.

Das Qi eines Tieres ist sehr viel ungeordneter als das Qi eines Menschen. Wenn sich in einem Haus eine gewisse Menge an unruhigem Qi anhäuft, kann das zum einen die Gesundheit der Bewohner beeinträchtigen, und zum anderen kann es auch Unruhe, Aufregung und Disharmonie hervorrufen. Es kommt so leichter zu Konflikten.

Eine Schauspielerin aus Berlin berichtete mir, dass die Familie ihrer Schwester immer unausgeglichen sei und dass es häufig Streit gebe. Sie zeigte mir den Grundriss des Hauses ihrer Schwester. Mit dem Himmlischen Auge fand ich heraus, dass im Garten sechs bis sieben Tiere begraben waren: Hund, Katze, Kaninchen, Vogel und noch andere. Die Frau war überrascht und bestätigte meine Wahrnehmung.

Wir empfehlen immer, ein Tier nach seinem Tod nicht im eigenen Garten zu begraben, sondern auf dem freien Land, damit es der Natur wieder zurückgegeben werden kann.

Der Hund, der den Schoß seinen Herrchens nicht verlassen wollte

Wenn die Seele eines verstorbenen Tieres an einem Menschenkörper anhaftet, können leicht Schmerzen entstehen. Im folgenden Fall wollte ein Schoßhündchen nicht gehen:

Im Sommer 2004 besuchte ein Heilpraktiker-Ehepaar aus Norddeutschland ein Tian Gong-Seminar für Informationskrankheiten in Berlin. Die Ehefrau glaubte an die Möglichkeit der Störungen durch Fremdinformationen, der Mann hingegen war eher skeptisch. Er hatte vor über zehn Monaten an seinem Kniegelenk plötzlich Schwellungen, Rötungen und Schmerzen bekommen. Verschiedene Ärzte und Therapeuten fanden keine Ursachen.

Während des Seminars sah Tianping mit dem Himmlischen Auge einen kleinen Hund mit weißem Fell, der auf dem Schoß des Mannes saß. Sie fragte nach, ob sein Hund gestorben sei. Der Mann nickte und es stellte sich heraus, dass er den Hund im Garten begraben hatte. Tianping fragte, ob der Mann diesen Hund sehr geliebt habe. »Ja«, antwortete er. Ob der Hund oft auf seinem Schoß gelegen habe? »Ja.« Ob der Hund weißes Fell gehabt habe? Dies wurde ebenfalls bestätigt.

Dadurch, dass die Beziehung zwischen Mann und Hund so eng gewesen war, wollte die Hundeseele weiterhin auf dem Schoß des Herrchens bleiben – so wie zu Lebzeiten. Sie wollte dem Mann aber natürlich nicht schaden. Doch die Energiequalität des Hundes hatte sich nach dem Tod verändert. Weil die Hundeseele sich häufig an der gleichen Körperstelle aufhielt, wurde der normale Energiefluss an dieser Stelle allmählich beeinträchtigt, sodass die positive Energie des Herrchens immer schwächer wurde. Nach einiger Zeit bildete sich ein Qi-Stau im Körper und so entstanden Schmerzen und pathologische Veränderungen.

Im Seminar führte Letian Shi Fu eine Gruppenregulierung durch, und die Seele des Hundes bekam eine neue Heimstatt. Bereits auf der Heimfahrt waren die Knieschmerzen des Mannes verschwunden. Nach einer Woche gingen auch die Schwellungen ohne Einnahme von Medikamenten zurück. Ein Monat später kam er mit seiner Frau wieder zum Tian Gong-Seminar und berichtete über seine positiven Erfahrungen.

Wenn es ehemalige Haustiere sind, die die Menschen stören oder besetzen, sind die Informationskrankheiten für uns Qigong-Meister relativ leicht zu regulieren.

Wenn es darum geht, dass Tiere grundlos und unschuldig getötet worden sind, können ihre Seelen kommen, um abzurechnen. In solchen Fällen bedarf es der Mitarbeit des Betroffenen, um die Störungen zu beheben – wie die folgende Begebenheit zeigt.

Vergeltung getöteter Wespen

1999 kam ich nach einer Reise zurück nach Berlin. Zhang Zheng, ein Tian Gong-Praktizierender, holte mich vom Flughafen ab. Gleich als er mich sah, rief er froh: »Meisterin, wie gut, dass du wieder da bist! Du kannst mir helfen!« Er berichtete, dass er sehr laute Geräusche im Ohr habe und kaum noch hören könne. Anfangs sei das Geräusch noch ziemlich leise gewesen, aber es werde immer schlimmer und lauter. Es sei Tag und Nacht da, und »... wenn mich jemand anspricht, so höre ich kaum etwas!«

Mit dem Himmlischen Auge untersuchte ich Zhang Zheng und sah mehrere hunderte Seelen verstorbener Wespen, die in seinen Ohren ein »Nest« gebaut hatten.

Ich fragte ihn, ob ihn das Geräusch an Wespen erinnere. Er sagte: »Ja, ja, ganz richtig.« Ich lachte und fragte: »Hast du viele Wespen getötet?«

Es stellte sich heraus, dass es jeden Sommer auf der Terrasse seines Restaurants viele Wespen gab. Diese störten seine Gäste und dadurch auch sein Geschäft. Deshalb hatte er etwas Süßes vorbereitet, das die Wespen anlockte, damit er sie dann töten konnte.

»Kann es sein, dass es mehrere hundert Wespen waren?« Zhang Zheng antwortete besorgt: »Ich habe das Restaurant seit fünf Jahren. Sicherlich habe ich ein paar hundert Wespen getötet. Und was soll ich jetzt machen?«

»Immer wenn du deine täglichen Tian Gong-Übungen machst, sollst du dabei von Herzen um Verzeihung bitten.« Gesagt, getan. In der ersten Woche verspürte er gar keine Veränderung. In der zweiten Woche quälten ihn die Geräusche schon weniger und in der dritten gab es eine weitere Verbesserung. Nach der vierten Woche war sein Hörvermögen wieder völlig normal. Bis heute hat er diesbezüglich keine Probleme mehr. Seitdem verbindet er sich in Gedanken mit den Wespen, wenn sich wieder welche bei seinem Restaurant aufhalten und sagt innerlich zu ihnen: »Wir werden euch nichts antun, aber wir bitten euch, nicht hierher zu kommen und die Gäste zu stören.« Und tatsächlich hat er kaum noch Probleme mit Wespen.

Zu erwähnen wäre auch, dass sich sein Restaurant in der Nähe eines Waldes befindet. Deshalb waren außer den Wespen auch Vögel oft seine »unerwünschten Gäste«. Vögel sind zwar recht lustig anzusehen, aber wenn sie von Ast zu Ast hüpfen, lassen sie mitunter etwas fallen, und die menschlichen Gäste ärgern sich über ihre beschmutzten Autos, die sie unter den Bäumen vor dem Restaurant abgestellt haben. Das war ein weiteres Problem für Zhang Zheng, das er lösen wollte. Nach seiner täglichen Tian Gong-Übung verband er sich also in Gedanken freundlich mit den Vögeln. Kurze Zeit später lag auf den Autos unter den Bäumen kein Vogeldreck mehr.

Diese Geschichten sollen uns etwas sehr Wichtiges lehren: Wenn die Menschen das Tao beachten und sich den Tieren gegenüber respektvoll zeigen, dann verhalten sich die Tiere genauso gegenüber uns Menschen.

Die Rache einer trächtigen Ricke

An einem Frühlingstag im Jahr 2003 rief mich die Ärztin Frau Qi Duan Li an und bat mich zu überprüfen, ob ein Freund, der gerade bei ihr war, an einer Informationskrankheit leide. Es handelte sich um einen Chefarzt, der seit seiner Jugendzeit an Gallenkoliken litt. Fast jede Woche hatte er einen Anfall mit extrem starken Schmerzen. Aus diesem Grund hatte er sogar Medizin studiert und war ein guter Arzt geworden, der vielen Patienten half. Nur war er nicht imstande, sich selbst zu helfen. Seine chronische Erkrankung blieb über Jahre unverändert. Frau Dr. Li konnte den Mann selbst nicht untersuchen, hatte jedoch das klare Gefühl, dass es sich hier um eine Störung durch eine Fremdseele handelte.

Ich wechselte in den meditativen Qigong-Zustand und konzentrierte mich. In meinem Himmlischen Auge sah ich den Arzt vor vielen Jahren, wie er in einem großen Haus am Waldrand wohnte. Er ist hochgewachsen und steht in einem großzügigen Wohnzimmer mit Kamin und hält ein Glas Wein in der Hand. Er verträgt nicht viel Alkohol, trinkt nur gelegentlich etwas.

Auf Chinesisch berichtete ich Frau Li von den Bildern, die von dem Freund sofort bestätigt wurden. Ich fuhr fort: »Es gibt viele Wildtiere in dem großen Wald hinter dem Haus. Er jagt ein Reh und tötet es.« Der Freund sagte, er habe ein Reh gejagt, es aber nicht getötet, sondern nur verletzt. Auf der Flucht stürzte das Reh in einen Abgrund und verendete. Er hatte mehrere Menschen gebeten, ihm zu helfen, das Reh zu finden.

Als ich mit dem Himmlischen Auge weiterforschte, bemerkte ich, dass es eine trächtige Ricke gewesen war. Das Leid des Tieres übertrug sich nun auf den Körper des Jägers. Er hatte zwei Leben auf einmal getötet. Das war die Ursache seiner Gallenkoliken, die ihn seit Jahrzehnten sehr gequält hatten und nicht geheilt werden konnten.

Durch Gedankenübertragung gab mir das Reh Folgendes zu verstehen: »Meine Schmerzen sind auch deine. Deine Schmerzen sind wie meine!«

Frau Dr. Li meinte, dass sie dem Freund, da er schulmedizinisch ausgebildet sei und diese unsichtbaren, unfassbaren Dinge möglicherweise nicht sofort verstehen und annehmen könne, die Zusammenhänge bei einer passenden Gelegenheit erklären würde. Einige Monate später traf Frau Dr. Li diesen Freund und fragte nach seinem Gesundheitszustand. Er antwortete: »Die Schmerzen sind verschwunden.« Sie fragte: »Nach unserem Telefongespräch damals?« »Ja.« Frau Dr. Li fragte nach, ob er glaube, dass das Verschwinden der Schmerzen mit dem Gespräch zu tun gehabt habe. Er dachte nach: »Ja. Eine Woche später war die Kolik noch einmal extrem schlimm. Aber von da an waren die Schmerzen weg und meine chronische Schuppenflechte ebenfalls.«

Als Frau Dr. Li nach Hause kam, rief sie mich sofort an, um mir die gute Nachricht mitzuteilen. Sie konnte allerdings nicht ganz verstehen, warum die Seele des Rehs von sich aus und ohne eine Energieregulierung weggegangen war.

Ich habe zwei mögliche Erklärungen hierfür. Während der Untersuchung mit dem Himmlischen Auge verband ich mich mit der Seele des Rehs, die dadurch wusste, dass sie den Mann bald loslassen sollte. Solche Erfahrungen hatte ich bereits mehrmals gemacht. Vielleicht hatte das Reh auch das Gefühl, dass der Arzt nun lange genug gelitten hatte. Außerdem ist er ein liebevoller, warmherziger Mensch, der in seinem Leben viel Gutes für andere tut. Ich gehe davon aus, dass das Reh deswegen seine Vergeltung einstellte.

Nie wieder wird er jagen!

Im Sommer 2004 kam ein am Parkinson-Syndrom leidender Mann, Anfang sechzig, zu unserem speziellen Seminar für Informationskrankheiten nach Berlin. Die Krankheit war so weit fortgeschritten, dass er seine Hände kaum mehr nutzen konnte. Beim Untersuchen sah ich, dass sehr viele seelische Informationen von Tieren bei ihm waren. Sie standen in der Tat Schlange bei ihm. Viele von ihnen hatten starke Hassgefühle. Ich fragte zuerst Frau Dr. Li, die ebenfalls beim Seminar dabei war, ob dieser Mann im Zoo arbeitete. Das war aber nicht der Fall. Mit etwas schlechtem Gewissen erklärte er, dass er Jäger aus Leidenschaft und sogar Vorsitzender eines Jagdvereins sei. Er habe einen Bergwald gepachtet und organisiere Jagden.

Tatsächlich verstand er die Zusammenhänge zwischen seiner Krankheit und der Jagd. Er erklärte offen im Seminar, dass er nicht mehr jagen wolle und sich bei den getöteten Tieren aufrichtig entschuldigen würde. Alle Teilnehmer applaudierten herzlich zu diesem Entschluss.

Bereits am ersten Tag des Seminars setzte er seine Tabletten ab und am nächsten Tag hörten seine Hände auf zu zittern.

Besuch eines Fischgeistes

Die Menschen töten Tiere, um ihre immer größer werdende Esslust zu befriedigen. Vom menschlichen Gesetz her ist dies erlaubt, nicht aber von den Seelen der getöteten Tiere. Ich selbst bin in einer Hafenstadt geboren und damit aufgewachsen, fast täglich Meerestiere zu essen. Fische, Krabben und Krebse gehörten dazu. An einem Morgen im Jahr 1993 – ich war als Schülerin von Letian Shi Fu noch ganz neu und hatte gerade die erste Stufe der Tian Gong-Übungen gelernt – kam ich von einer Frühübung draußen auf dem Berg nach Hause und aß ein Stück getrockneten Fisch. Kurz danach fühlte ich mich ohne einen für mich offensichtlichen Grund sehr müde und so erschöpft, dass ich mich in meinem Zimmer hinlegte und sofort in eine Art Dämmerzustand fiel. Es war wie in einem Traum, aber dann auch wieder nicht. Ein aggressives Yin-Lebewesen betrat mein Zimmer und sprach zornig zu mir.

Es wolle mich würgen, weil ich es gerade gegessen hatte. Ich spürte deutlich, dass es gleichzeitig die Gestalt eines Menschen als auch die eines großen Fisches hatte. Das Lebewesen würgte mich mit beiden Händen, sodass ich kaum noch atmen konnte. Ich fühlte, dass ich gleich ohnmächtig werden würde. Mein Körper wurde von einer so starken Kraft gedrückt, dass ich mich überhaupt nicht mehr bewegen konnte. Ich wollte um Hilfe rufen, aber meine Stimme versagte. Trotzdem war mein Kopf noch klar, und ich erinnerte mich, dass ein Meister mir Ba Gua-Methoden – taoistische Methoden zum Schutz vor negativen Wesen – beigebracht hatte. Ich probierte sie aus, aber sie halfen nicht. Ich bat weitere Gottheiten um Hilfe, aber keine zeigte sich mir. Erst danach erschien der Energiekörper von

Letian Shi Fu vor mir, worauf das Yin-Lebewesen mich widerstrebend losließ. Es sagte drohend, als es sich entfernte:

»Ich komme wieder.« Als ich wieder zu mir kam, fühlte sich mein Körper völlig leer und kraftlos an, und ich hatte furchtbare Angst. So etwas hatte ich noch nie erlebt.

Dieses Erlebnis prägte sich mir tief ein. Wenn ich daran denke, sehe ich die Gestalt des Wesens ganz klar vor meinen Augen, obwohl inzwischen viele Jahre vergangen sind: Dünn, offenbar männlich, mit bösen, aggressiven Augen in einem grauen Gesicht mit hartem Ausdruck. Seitdem esse ich keine Meerestiere mehr.

Im darauffolgenden Sommer war ich bei meiner Freundin in Shenzheng zu Besuch und las in einem Buch. Es war gegen 21 Uhr. Plötzlich kam ein kalter Windhauch ins Zimmer, meine Augenlider wurden immer schwerer, sodass ich wieder in diesen Halbschlafzustand geriet und mich kaum noch bewegen konnte. Ich sah ein Yin-Lebewesen in mein Zimmer kommen. Es war der Fisch-Geist von damals. Er hatte noch einen anderen Geist mitgebracht. Sie begannen, mir das Qi aus dem Körper zu ziehen, einer am Bai Hui-Punkt am Scheitel, der andere an den Yong Quan-Punkten an den Fußsohlen. Doch zu dieser Zeit war ich nicht mehr der gleiche Mensch wie noch vor einem Jahr.

Sechs Monate zuvor hatte ich in Hangzhou den Aufbaukurs von Letian Shi Fu besucht und die Bi Gu-Information bekommen. Seitdem lebe ich in diesem Zustand, in dem ich weder Reis noch Fleisch oder Fisch esse, sondern nur noch ein wenig Obst und Gemüse. Dadurch wurde ich nicht nur von meinen hartnäckigen chronischen Krankheiten geheilt, die mich zehn Jahre lang gequält hatten, sondern es erschlossen sich mir auch die Fähigkeiten zur Verbindung mit dem Universum. Deswegen hatte ich beim zweiten Besuch des Fisch-Geistes keine Angst mehr.

Ich kämpfte mit meiner Gedankenkraft gegen beide, sodass sie schließlich die Flucht ergriffen. Anschließend dachte ich darüber nach, dass ich früher sehr gerne getrocknete und geräucherte Fischstücke gegessen hatte, die von einem großen Fisch stammten. Die Rachegefühle eines solch großen Fisches sind sehr stark. Ich bedankte mich beim Fischgeist, weil ich nun ohne Schwierigkeiten von meinem Lieblingsessen, den Meerestieren, loslassen konnte.

Bitte esst uns nicht mehr

1996 hatte ich Freunde zu mir nach Hause eingeladen. Ich ging zum Markt, kaufte einen Fisch (eine Karausche) und bat den Händler, sie zu schlachten. Ich selbst konnte das nicht mit ansehen und ging ein Stück weiter. In dem Moment, als der Händler den Fisch schlachtete, wurde mir plötzlich schwarz vor den Augen, kalter Schweiß brach aus, ich wurde kraftlos und mir war, als ob ich augenblicklich in Ohnmacht fallen würde, obwohl es mir einen Moment zuvor noch blendend ging. Zum Glück kam mir jemand zur Hilfe, hielt mich und führte mich zu einem Stuhl. Erst nach einer halben Stunde erholte ich mich etwas. Irgendwie hatte ich das Gefühl, dass es mit dem Schlachten des Fisches zusammenhing, aber so ganz sicher war ich noch nicht.

Im darauffolgenden Jahr wollte ich wieder Freunde einladen. Dieses Mal bat ich die anderen, für mich einen Aal zu kaufen und ihn schlachten zu lassen. Aale haben eine starke Lebensenergie. Obwohl ich bei dem Essen selbst keinen Aal zu mir genommen hatte, bekam ich plötzlich starke Bauchschmerzen. Ich krümmte mich nach vorne und mir wurde schwarz vor Augen. Meine Gäste saßen am Esstisch, ich aber verschwand im Badezimmer – und kam so bald nicht wieder. Das machte mich als Gastgeberin sehr verlegen. Seitdem tue ich solche »dummen Sachen« nicht mehr. Ich weiß, dass ich nun auch kein Tier mehr schlachten lassen darf.

2001 wurde ich nach Hongkong eingeladen, um ein Tian Gong-Seminar zu geben. Ich war in einem hübschen Apartment direkt am Meer untergebracht. In der Nacht – ich war gerade im meditativen Qigong-Zustand – sah ich, wie mehrere Muschelseelen aus dem Meer gekrochen kamen. Eine davon war so riesengroß wie ein Haus und schien die Anführerin zu sein. Voller Trauer sprach sie zu mir: »Bitte, richten Sie der Menschheit aus, uns nicht mehr zu essen! Wir sind Freunde der Menschen und saugen die schädlichen Stoffe aus dem Meer auf.«

Dieses Erlebnis liegt nun schon einige Jahre zurück, aber die Hilflosigkeit und Traurigkeit der Muschelseelen ist noch immer in mir. Ich bekomme ein schlechtes Gewissen und bitte die Seelen der Muscheln um Verzeihung, dass ich erst heute diese Information offiziell an die Menschen weitergebe.

Vegetarische Ernährung – aus Liebe zu allen Wesen

Wenn alle Menschen einander lieben und achten würden, gäbe es keine Kriege mehr auf der Welt. Wenn es auch zwischen Menschen und Tieren mehr Liebe und Respekt gäbe, dann würde sich vieles zum Positiven verändern. Tiere sind Lebewesen, haben Gedanken und besitzen eine Seele. Wenn sie geschlachtet werden, geraten sie in große Panik, empfinden Verzweiflung, Wut, Hilflosigkeit und Hass. Diese Emotionen können als negative Energien im Fleisch der Tiere abgespeichert werden. Wenn wir Menschen dann von diesem Fleisch essen, nehmen wir diese negativen Energien auf.

Heutzutage essen die meisten Menschen das Fleisch gezüchteter Tiere. Die Bedingungen in den Massentierhaltungen sind so miserabel, dass die Tiere ab dem Zeitpunkt ihrer Geburt medikamentöse Cocktails aus Hormonen, Antibiotika und anderen chemischen Stoffen bekommen, um überhaupt lange genug für den Verkauf und die Schlachtung überleben zu können. Jonathan Safran Foer hat für sein Buch

»Tiere Essen« drei Jahre lang recherchiert, wo unser Fleisch herkommt, und zieht in seinem Buch folgende Bilanz: »Unsere Nahrung besteht aus Leiden. Wenn man uns anbietet, einen Film darüber zu zeigen, woher unser Fleisch kommt, wissen wir, dass es ein Horrorfilm sein wird ... und dieses gefolterte Fleisch wird zunehmend unser eigenes.«

Wir Menschen brauchen kein Fleisch zu essen, um zu leben. Viele sind bereits Vegetarier und leben gesünder und länger.

Menschen besetzen den Lebensraum der Tiere

Mit dem fortschreitenden Bevölkerungswachstum steigt der Bedarf an Wohnraum stetig. Auch für Gewerbegebiete und Straßen wird ständig Wald abgeholzt oder Ackerland weggenommen, um Bauland zu gewinnen. Derzeit verringert sich die Waldfläche weltweit um jährlich etwa 13 Millionen Hektar[15], also 130000 km². Dies führt zu einer fortschreitenden Verringerung der Lebensräume aller wildlebenden Tiere. Daher kann es vorkommen, dass seelische Informationen von Tieren, die einst aus ihrem Lebensraum vertrieben wurden, nach deren Tod Zuflucht in den Häusern der Menschen suchen. Dies geschieht besonders häufig, wenn die Häuser auf ehemaligem Waldgebiet stehen. Die Seelen von Tieren, die in freier Wildbahn lebten, sind energetisch sehr stark und intelligent. Wenn die Menschen solchen »vertriebenen« Seelen begegnen, können diese aggressiv sein und sich rächen wollen. Dann kann es zu großen Störungen und gesundheitlichen Beeinträchtigungen kommen.

Der Adler auf dem Dach

Lisa war Absolventin der Stanford Universität in Kalifornien und wuchs in einer glücklichen Familie auf. Aber seit einiger Zeit wurde sie von schweren Schicksalsschlägen geplagt. Ihr Vater bekam eine schwere Nierenerkrankung und musste sich regelmäßig der Dialyse unterziehen. Ihre Mutter wurde schizophren. Lisa musste ihre Arbeit aufgeben, damit sie ihre Eltern pflegen konnte. Außerdem musste sie sich um ihre beiden jüngeren Schwestern kümmern, die noch zur Schule gingen. Tagsüber versorgte sie die Familie, abends ging sie arbeiten.

1998 arbeitete sie als Privatlehrerin bei einer Familie, die Tian Gong-Übungen praktizierte. Auf diesem Weg lernte Lisa Letian Shi Fu kennen und bat ihn, das Feng Shui bei ihr zu Hause zu testen. Letian Shi Fu nahm ihre Einladung gern an.

An dem vereinbarten Tag kam er mit einer Assistentin zu Lisas Haus. Noch bevor sie das Haus betraten, gab Letian Shi Fu der Assistentin Energie für das Himmlische Auge und ließ sie das Energiefeld des Hauses untersuchen. Die Assistentin sagte: »Oh, das Feng Shui ist gar nicht schlecht. Ich sehe einen Engel auf dem Hausdach.« Letian Shi Fu lächelte:

»Schau genau hin, ob es wirklich ein Engel ist.« Die Assistentin antwortete: »Es hat jedenfalls Flügel. Aber nun bin ich unsicher.« Er verstärkte die Energie ihres Himmlischen Auges, und nun sah sie deutlich, worum es sich bei dem Wesen handelte. Es war ein Adler, und zwar ein sehr aggressiver. Sie betraten das Haus und begrüßten Lisas Eltern. Die Mutter saß da wie benommen, und ihre Augen waren ausdruckslos. Der Vater war ein einfacher und gutmütiger Mensch. Letian Shi Fu war klar, dass das Feng Shui dieses Hauses durch die seelische Information des Adlers zerstört war.

In Himmlischer Sprache fragte er die Seele des Adlers, warum sie noch hier sei. Der Adler antwortete: »Dieser Ort gehört mir. Sie dürfen meinen Raum nicht besetzen.« Letian Shi Fu fragte nach, warum dieser Ort dem Adler gehöre. Dessen Antwort lautete: »Ich war schon viel früher hier, lange vor dem Haus und den Menschen.« »Du solltest dich in den Wald zurückziehen«, schlug Letian Shi Fu vor. Der Adler weigerte sich. Er habe keine Fehler gemacht, er wolle nicht in den Wald gehen, sondern er bleibe hier. »In der Familie ist eine Störung vorhanden. Ich bitte dich, nachzugeben und in den Wald zu gehen«, bat Letian Shi Fu den Adler. Der Adler blieb hart und wies die Bitte zurück. Letian Shi Fu erzählte Lisa von dem Adler. Sie war sehr erstaunt, denn ihre Mutter hatte, seit sie krank geworden war, häufig einen aggressiven Adler gesehen. Da der Adler weiterhin ablehnte zu gehen, bat Shi Fu schließlich höhere Kräfte des Universums, eine Entscheidung zu fällen. Danach nahm er wahr, wie schwarzer Rauch vom Haus aufstieg und sich entfernte.

Einige Tage später berichtete Lisa, dass sich die Beschwerden ihrer Eltern wesentlich verbessert hatten.

Die Seelen der Pflanzen

Pflanzen sind ebenfalls beseelte Lebewesen. Wenn sie mutwillig verletzt werden, können auch sie Vergeltung üben. Die folgenden Beispiele beziehen sich auf Störungen durch die seelischen Informationen von Bäumen.

Eine ungewöhnliche Gürtelrose

In einem Qigong-Lehrer-Kurs mit einer chinesischen TCM-Ärztin im Jahr 2004 gab es eine Teilnehmerin, die an schweren Rückenschmerzen litt. Die medizinische Diagnose lautete Gürtelrose. Die Therapie, die sie über einen längeren Zeitraum gemacht hatte, hatte nicht gewirkt. Ihrem Gefühl nach handelte es sich auch nicht um eine Gürtelrose. Allerdings konnte keine andere Diagnose gestellt werden, und es gab auch keine bessere Behandlungsmethode.

Bei der Untersuchung mit dem Himmlischen Auge sah meine Schwester Tianping, wie auf Anweisung der Frau einige Bäume gefällt wurden, bevor mit dem Bau ihres Hauses begonnen wurde. Wenn sie die Bäume natürlich auch nicht selbst abgeholzt hatte, so war die Idee doch von ihr gekommen. Die Seelen der Bäume haben einen klaren Verstand und suchten deshalb nicht die Menschen auf, die sie gefällt hatten, sondern hefteten sich an die »Auftraggeberin«.

Wir erzählten ihr davon. Sie lächelte und bestätigte das. Tatsächlich entstanden die Rückenschmerzen kurz nach dem Bau des Hauses, und sie war diejenige, die die Idee dazu gehabt hatte. Sie bekannte und bereute diese Tat und bat die Seelen der Bäume von Herzen um Vergebung. Wir halfen ihr dabei mit kosmischer Energie. Als die Baumseelen sie verlassen hatten, verschwanden schließlich auch die Schmerzen im Rücken und die »Gürtelrose«.

Warum kann sie kein Wasser trinken?

Während eines Tian Gong-Seminars über Informationskrankheiten im Herbst 2004 in Berlin untersuchten wir die Ursachen der Erkrankungen bei verschiedenen Teilnehmern. Bei einer Frau namens Susanne fanden wir heraus, dass es hinter ihrem Körper mehrere Seelen von gefällten Bäumen gab. Susanne bestätigte uns, dass die Bäume gefällt worden seien, als ihr Haus gebaut wurde. Seitdem trat das merkwürdige Phänomen auf, dass sie nichts trinken mochte. Wenn sie Wasser trank, bekam sie Blähungen, fühlte sich unwohl und kraftlos. Wenn sie jedoch nichts trank, bekam sie Probleme mit der Blase. Sie wollte wissen, ob die gefällten Bäume die Ursache dafür waren.

Ich untersuchte sie weiter mit dem Himmlischen Auge und sah, dass es im Garten ihres Hauses einen Teich gab. Die gefällten Bäume hatten vorher am Teich gestanden und eine große Menge Wasser gebraucht. Die Baumseelen, die sich an Susannes Körper geheftet hatten, nahmen nun aus der Ferne die Energie des Wassers aus dem Teich auf.

Am Ende des Seminars konnte sie nicht nur wieder Wasser trinken, sondern auch ihre Blasenbeschwerden waren verschwunden.

Seelische Informationen und energetisches Feng Shui

Feng Shui ist zum einen das Wissen um das Verhältnis von Himmel, Erde und Menschen, von der Ordnung und Struktur aller Wesen im Universum. Zum anderen ist es der Fluss der Energien selbst. Energie kann fließen wie der Wind und das Wasser; sie hat eine Ordnung und eine Struktur. Es gibt positive und negative Energien.

So wie Kohlenstoffmoleküle je nach ihrer Struktur zu zwei Stoffen mit unterschiedlichen Qualitäten werden können (entweder zu einem sehr harten, dem Diamanten, oder zu einem weichen, dem Graphit), kann die energetische Struktur eines Fundaments, eines Hauses, einer Stadt, eines Landes und eines Planeten völlig verschiedene energetische Qualitäten annehmen. Sie wirkt unmittelbar auf die dort lebenden Menschen und alle anderen Lebewesen, je nachdem, ob die Struktur geordnet oder ungeordnet ist, ob die positive oder die negative Energie überwiegt. Auf diese Weise wird verständlich, dass das Feng Shui die Gesundheit, die Ausbildung, den Beruf und die Familie direkt beeinflussen kann, sogar den Auf- oder Niedergang eines Landes oder einer Nation bis hin zum Schicksal der ganzen Erde.

Was das Yang-Feng Shui ausmacht – wie die Struktur eines Hauses, die Aufteilung der Räume, die Ausstattung mit Möbeln, die Wahl der Farben – können wir mit den physischen Augen nachvollziehen. Entsprechendes Wissen kann man sich aus Büchern anlesen. Das energetische Feng Shui, nämlich das Yin-Feng Shui, ist für die physischen Augen nicht sichtbar und ein großes, in der heutigen Zeit nicht mehr zu vernachlässigendes Thema.

Auch der Planet Erde ist ein Lebewesen. Wie unser Körper Meridiane und Akupunkturpunkte besitzt, hat auch die Erde Linien, entlang derer die Energie in verschiedene Richtungen fließt, und Stellen, an denen die positiven Energien stärker oder schwächer ausgeprägt sind; es gibt sogar »tote« Punkte. Ob das Yin-Feng Shui eines Ortes positiv oder negativ ist, hängt zu allererst vom Energiefeld der Erde an diesem Punkt ab. So gibt es wunderschöne Landschaften mit grünen Bergen, klarem Wasser, einem ausgeglichenen Klima, wo die Menschen in Ruhe und Frieden leben. Andere Gegenden haben im Vergleich dazu rauhe Berge und wilde Flüsse, werden häufig von Naturkatastrophen heimgesucht, es herrschen häufig Konflikte bis hin zum Krieg, und die Menschen leben in Leid und Elend. Aus dem China der alten Zeit ist eine Redewendung überliefert: »Berge und Wasser ernähren und prägen die Menschen«.

Die Seelen der Verstorbenen, die noch nicht erlöst sind, zählen grundsätzlich zur negativen Yin-Energie. Wenn es in einem Haus solch eine Seele gibt, kann die Gesundheit der Bewohner gestört werden. Sie geraten mitunter in Unruhe, regen sich schnell auf und bekommen Wutanfälle. Oder es kann zu Disharmonien in der Familie, zur Trennung und Scheidung von Ehepaaren bzw. zu Misserfolg im Beruf kommen. Sogar Haustiere und Zimmerpflanzen können gestört werden. Und wenn man zu Hause eine böswillige, nach Vergeltung trachtende Seele eines Verstorbenen hat, wirkt sie wie ein unsichtbarer »Mörder«. Falls ein Dorf, eine Stadt, ein Land von sehr vielen negativen Energien oder vielen unerlösten Seelen besetzt ist, erst recht wenn diese unschuldig zu Tode gekommen sind, werden die Bewohner unausweichlich in Mitleidenschaft gezogen. So kann ein Land sogar verfallen und gänzlich untergehen.

Im Jahr 2003 brachte die Heilpraktikerin Doris aus einer Stadt an der deutsch-niederländischen Grenze eine Gruppe von mehr als zwanzig ihrer Patienten mit zu unserem speziellen Seminar über Informationskrankheiten in Berlin. Sie hatten extra einen Bus gemietet und die über fünfhundert Kilometer lange Reise nicht gescheut. Sie nahmen auch an der Tian Ai Qigong-Vorführung und Energieübertragung teil. Nach dem Seminar waren viele Teilnehmer von ihren schwer heilbaren Erkrankungen befreit. Doris hatte den Wunsch geäußert, dass wir solch ein Seminar auch bei ihr geben, weil es in diesem hübschen Städtchen in nahezu jeder Familie den Verdacht auf energetische Störung gäbe.

Im Frühling 2004 kamen wir zu sechst in die kleine Stadt. Überall sahen wir Kanäle mit Holzbrücken für Fußgänger und Autos. Zu beiden Seiten der Kanäle befanden sich Straßen und Bürgersteige, gleich daneben sehr schön gepflegte und liebevoll gestaltete Gärten und Häuschen aus roten Ziegeln im niederländischen Stil.

Bei unserer Ankunft schien die Sonne. Und doch spürten wir eine ungewöhnliche Atmosphäre, als wir mit dem Auto durch die Straßen fuhren: Uns war, als ob wir in eine menschenleere Stadt kämen. An allen Fenstern waren die Vorhänge geschlossen und die Jalousien heruntergelassen. Leute waren kaum zu sehen. Nur die Autos, die in der Nachmittagssonne unterwegs waren, wiesen darauf hin, dass hier auch Menschen lebten. Wir bekamen ein seltsames Gefühl. Wegen der fest verschlossenen Fenster und Türen kam uns das Städtchen wie leblos vor, etwas, das wir bisher in anderen europäischen Städten noch nicht erlebt hatten - weder in Deutschland, noch in Spanien, Griechenland oder auf den Kanarischen Inseln. Doch vom Äußeren her war der Ort sehr hübsch, sauber und ordentlich anzusehen.

In den kommenden Tagen entdeckten wir die Ursachen der seltsamen Atmosphäre. In der Zeit von 1933 bis 1945 hatte sich hier das Konzentrationslager Emsland. Entlang des nahe gelegenen Flusses soll es nach Zeugenberichten auf einer Strecke von siebzig Kilometern insgesamt fünfzehn solcher Lagergebäude gegeben haben. Bis zum Ende des Krieges waren hier ungefähr achtzigtausend Insassen, politische Gefangene und Kriminelle, sowie über einhunderttausend Kriegsgefangene eingesperrt gewesen. Sie bekamen fast kein oder nur sehr schlechtes Essen und mussten bei jedem Wetter lange und äußerst hart arbeiten. Die extreme Feuchtigkeit durch die Nähe des Moores und die vielen Insekten quälten die Gefangenen sehr. Die Wärter schlugen sie oft grundlos und zur Strafe mussten sie viele Stunden lang im Schnee oder in der Sommerhitze stehen.

Inzwischen waren mehr als sechzig Jahre vergangen, aber der Fluss der Zeit konnte die Spuren der Geschichte nicht hinwegspülen. So berichteten uns die Bewohner dieser beschaulichen Kleinstadt recht eigenartige Begebenheiten aus ihrem Alltag: Manche Kinder sahen zu Hause bewegliche Schatten, sogar am hellichten Tage. Handtücher, Spielzeug und andere Gegenstände fielen plötzlich herunter, ohne dass sie jemand berührt hätte. In der Nacht hörte man oft auf dem Dach verschiedene Geräusche: Klopfen, Laufen und Taumeln. Fernseher ließen sich am Tage nicht einschalten, gingen jedoch am Abend von alleine an, obwohl das Gerät keinen technischen Defekt hatte. Einige Bewohner erzählten, dass, wenn sie bestimmte Sendungen mit dem Videorecorder aufnehmen wollten, später etwas ganz anderes als das von ihnen Programmierte zu sehen war. Solche Geschehnisse traten nicht etwa vereinzelt auf, sondern häufig.

In der therapeutischen Praxis von Doris war auffällig, dass immer mehr Menschen an Schilddrüsenzysten, Myomen, Knoten, Krebs und Depressionen litten. Viele hatten Neurodermitis, klagten über wandernde Schmerzen, fühlten sich unruhig und konnten nicht gut schlafen. Einige Kinder lachten kaum, spielten wenig und sahen älter aus als es ihren Lebensjahren entsprach. Einige Mädchen unterhielten sich oft nachts im Bett mit »jemandem«.

Im Verlauf meiner mehrjährigen Arbeit in Deutschland hat mich der Geist des Bekennens und Bereuens der Deutschen immer wieder berührt. Meiner Erfahrung nach weichen die Menschen dem Thema Nationalsozialismus nicht aus. Besonders die jungen Leute zwischen zwanzig und dreißig Jahren, die ich traf, empfinden Scham und Schmerz, wenn es um dieses Thema geht. Ihre Aufrichtigkeit lässt fühlen, dass auch die jüngere Generation noch immer eine schwere Last mit sich trägt, die ihre Vorfahren ihnen hinterlassen haben. Soviel zur Situation, wie sie von der Yang-Seite her zu beobachten ist. Und wie sieht es von der Yin-Seite her aus?

In fast jeder deutschen Familie gibt es jemanden, der im Krieg ums Leben kam. Viele Städte wurden im Krieg zerbombt. Nach dem Krieg wurden auf manchen Ruinen neue Häuser erbaut, ohne dass die Toten vorher geborgen und begraben wurden.

In den Städten Hamburg, Köln und München hatte ich im Herbst 2004 an drei aufeinander folgenden Wochenenden Seminare gegeben. In jeder Stadt sah ich in der ersten Nacht mit meinem Himmlischen Auge eine große Anzahl von Seelen, die im Krieg umgekommen sind. Manchen fehlte ein Bein, manche hatten keinen Kopf oder keine Arme mehr. Es ist eine Tatsache, dass dies nicht nur in Deutschland, sondern überall in der Welt so ist! Wer kann sich vorstellen, wie viele Seelen unschuldig Gestorbener seit den letzten dreitausend Jahren noch immer weinend und ziellos auf unserer Erde umherirren!

Im Januar 2004 flogen wir zu siebt nach Mexiko, um dort mit den übersinnlichen Fähigkeiten und Tian Ai Qigong-Methoden die Maya-Kultur zu erforschen. Als ich das Hotel in Uxmal betrat, wurde ich grundlos traurig und deprimiert, obwohl ich vorher heiter und guter Laune gewesen war. Mit meinem Himmlischen Auge sah ich eine Vielzahl von Seelen der Maya, die von spanischen Eindringlingen grausam getötet worden waren. Diese Maya-Seelen waren noch immer an diesen Ort, wo das Hotel steht, gebunden und konnten nicht weggehen. Es gab fast kein Zimmer, das frei von den traurigen Maya-Seelen war. In einigen waren mehrere versammelt – wie in einem »Geisterhotel«. Wir erkundigten uns bei den Mitarbeitern des Hotels nach der Geschichte des Ortes, und unsere Angaben wurden bestätigt. Die Traurigkeit der Maya-Seelen konnte man auch an den starren Gesichtern der Mitarbeiter ablesen, deren Leben schwer und belastet zu sein schien. Selbstverständlich schlug sich diese Situation auch auf die Stimmung der Touristen nieder. Auch unsere ganze Gruppe fühlte sich irgendwie bedrückt. Eine solche Situation kann nicht nur die Stimmung der dort lebenden und arbeitenden Menschen stören, sondern auch das Geschäft des Hotels unmittelbar beeinträchtigen: In diesem großen und frisch renovierten Hotel gab es lediglich zwei Touristengruppen.

Meine Bitte an die Menschheit lautet: Um des Friedens, der Ruhe der eigenen Seele und des Glücks unserer Nachfahren willen keine grausame Politik, keinen Krieg, keine terroristischen Anschläge mehr! Bitte keine armen Seelen unschuldiger Opfer mehr!

Meine Bitte an die Politiker: Lernt euer Volk zu lieben wie eure eigene Familie und schätzt jedes Leben!

Fremdseelen auf Grundstücken und in Gebäuden

Wenn auf einem Grundstück oder in einem Gebäude ein tödliches Unglück passiert ist und die verbliebene Information danach nicht gereinigt wird, kann dies die künftigen Bewohner beeinträchtigen. An manchen Stellen sind auffallend viele Seelen von Verstorbenen versammelt, und dort überwiegen dann die negativen Energien. Dabei kann es sich um ein Moor, einen Wald, einen alten Brunnen, Krankenhäuser, die eine oder andere heilberufliche Praxis, Friedhöfe, Kirchen, Tempel, Gefängnisse, Bestattungsinstitute und natürlich ehemalige Kriegsschauplätze und ähnliche Orte handeln, an denen Gewalt, Suizid und andere schlimme Todesfälle vorgekommen sind. Ein solcher Ort ist nicht zum Verbleiben geeignet, solange die negativen energetischen Informationen nicht reguliert sind. Und diese Arbeit kann und darf nur eine befähigte Person mit hohem moralischen Niveau und starken Kräften tun.

Wenn in einer Wohnung die Seele eines verstorbenen Mieters verbleibt, kann seine Anwesenheit die neuen Mieter leider stören.

Lebewesen in einem alten Brunnen

1998 habe ich die Familie der Tian Ai Qigong-Praktizierenden Su He in München besucht. Der Vater von Su He lebt in China und litt an einer schweren Halswirbelsäulenerkrankung. Er sollte möglichst bald operiert werden. Da diese Stelle sehr empfindlich ist, besteht die Gefahr, dass bei der Operation, sollte sie nicht gut verlaufen, der Körper komplett gelähmt bleibt.

Mit meinem Himmlischen Auge habe ich eine Untersuchung durchgeführt und entdeckt, dass die Wohnung der Eltern um ein Zimmer erweitert und dass dieses über einem alten Brunnenschacht gebaut wurde. Der Brunnen wurde von fünf oder sechs Seelen Verstorbener »bewohnt«. Einer von ihnen hatte Selbstmord begangen. Die Seelen waren sehr ärgerlich auf den Vater von Su He, weil sie durch den von ihm durchgeführten Umbau ihren Platz verloren hatten.

Su He erklärte mir, dass die Wohnfläche der Familie damals zu klein war, darum hatte der Vater angebaut. Vor dem Haus war ein alter Brunnen, den der Vater, da er die Prinzipien des Feng Shui nicht kannte, zuschüttete, um darüber sein Schlafzimmer zu errichten. Sein Bett stand direkt über dem ehemaligen Brunnenschacht.

Wir unterhielten uns in Gedanken mit diesen Seelen und baten sie um Verzeihung wegen der Fehler, die der Vater von Su He gemacht hatte. Wir halfen ihnen mit kosmischer Energie, so dass sie den Ort in Zufriedenheit verlassen konnten. Der Vater wusste von all dem nichts. Wir übertrugen die kosmische Energie zu ihm nach China und die Wirkung war, dass die Schmerzen in seiner Halswirbelsäule nach ein paar Tagen nachließen, sodass er nicht operiert werden musste. Bis heute hat er an dieser Stelle keine Beschwerden mehr.

Ein Familienschicksal wird leichter

In Westdeutschland gab es eine sehr unglückliche Familie. Der Ehemann war Alkoholiker. Die Frau litt unter schweren Depressionen und Panikattacken. Sie konnte nicht alleine zu Hause bleiben. Der Sohn erkrankte mit zwanzig Jahren an Epilepsie, und die Anfälle traten immer häufiger auf. Er hatte zudem eine merkwürdige Angewohnheit: Er meinte, seine Hände seien immer schmutzig, und er wusch sie täglich mehrere Stunden lang im Badezimmer. Die Tochter wurde geistig behindert geboren. Des Weiteren waren oft verschiedene unerklärliche Geräusche im Haus zu hören. Auf Empfehlung einer Therapeutin für Naturheilkunde schickte uns die Familie den Grundriss ihres Hauses.

Ich studierte den Grundriss und fand mit meinem Himmlischen Auge heraus, dass das Haus auf einem zugeschütteten Teich gebaut worden war. Im Teich hielten sich mehrere Seelen von Verstorbenen auf, die deshalb sehr ärgerlich waren. Sie kamen häufig aus dem ehemaligen Teich heraus, um die Familie zu stören und brachten viel Unruhe herein. Ich habe auch herausgefunden, dass bereits bei den Vorfahren der Familie ähnliches Unglück aufgetreten war: Nachdem das Haus gebaut worden war, kamen mehrere Kinder behindert zur Welt.

Bei einem Telefonat wurde bestätigt, dass das Haus tatsächlich auf einem zugeschütteten Teich erbaut worden war. Schon zwei Vorfahren seien von Geburt an behindert gewesen, und es habe auch jemanden in der Familie gegeben, der sich erhängt habe. Einige Angehörige waren im Krieg ums Leben gekommen, ein anderer war ertrunken.

Eines Nachmittags an einem Wochenende regulierte ich per Telefon das energetische Feng Shui dieses Hauses. Zwei Monate später berichtete mir die Familie von vielen positiven Veränderungen.

Im Oktober 2004 kam die ganze Familie (außer der Tochter) nach Berlin. Sie waren gemeinsam mit vierzig weiteren Personen sieben Stunden mit dem Bus unterwegs, um an unserer Veranstaltung teilzunehmen. Danach konnte der Vater seine Medikamente absetzen, die Mutter konnte wieder Auto fahren (was sie seit achtundzwanzig Jahren nicht mehr gewagt hatte), der Sohn hatte bereits seit einigen Monaten keinen epileptischen Anfall mehr und musste sich nicht mehr jeden Tag stundenlang die Hände waschen.

Hunger über den Tod hinaus

Im Jahr 2001 kam eine Therapeutin auf Empfehlung zum Tian Ai Qigong Institut und hoffte, dass wir das Problem des Yin-Feng Shui in ihrer Wohnung lösen können. Ihre Kinder hörten oft in der Nacht Schritte im Flur, sie hatten Angst, alleine zu schlafen und kamen lieber ins Schlafzimmer zu den Eltern.

Ich sah mir die Fotos des Hauses an. Dabei tauchten in meinem Himmlischen Auge mehrere Bilder auf:

Das erste Bild: Das Haus wird im Zweiten Weltkrieg von Bomben zerstört.

Die Therapeutin bestätigte: »Ja. Nach dem Krieg wurde es wieder aufgebaut.«

Das zweite Bild: Die Seelen von drei Verstorbenen sind im Wohnzimmer. Es waren die ursprünglichen Hausbesitzer, die im Krieg tragisch ums Leben gekommen sind; vor ihrem Tod hatten sie Hunger und Durst erlitten.

Die Therapeutin erzählte: »Vor dem Zweiten Weltkrieg wohnten in diesem Haus jüdische Familien. Vermutlich wurden sie ins Konzentrationslager gebracht und sind dort umgekommen.«

Drittes Bild: abends gehen die seelischen Informationen den Flur entlang zur Küche und entnehmen Energie aus dem übriggebliebenen Essen, das dadurch ungewöhnlich schnell verdirbt.

Erstaunt bestätigte die Frau, dass Jdie Reste stets wirklich schnell schlecht wurden.

Da das Schlafzimmer der Kinder direkt am Flur liegt und die Kinder empfindsamer gegenüber Geistwesen sind als Erwachsene, können sie deren Schritte hören. Nach diesen Informationen sagte ich zu der Frau, dass sicherlich jemand in ihrer Familie Probleme mit dem Verdauungssystem habe. Sie bejahte. Sie selbst hatte Darmkrebs gehabt. Dadurch, dass die Speisen von den Seelen Verstorbener angerührt wurden, veränderte sich die energetische Qualität der Nahrungsmittel, wovon die Familienmitglieder jedoch nichts wussten. Beim Essen nahmen sie natürlich die veränderte Energie zu sich, wodurch ihr Magen- und Darmsystem über längere Zeit beeinträchtigt wurde. Häufig ist die Mutter die erste Person in einer Familie, die die Resteisst. Das war auch hier der Grund, weswegen die junge Mutter an Darmkrebs erkrankte.

Ich bat das Universum um einen Hinweis für eine Lösung. Die Therapeutin setzte diese Vorschläge für das Yin-Feng Shui dann in der Wohnung um.

In der darauffolgenden Woche rangen die Seelen miteinander, ob sie das Haus verlassen sollten oder nicht. Diese Stimmung übertrug sich auf die ganze Familie, so dass alle reizbar, ärgerlich und nervös waren und ständig miteinander stritten. Eine Woche später waren die Seelen der Verstorbenen, eine nach der anderen, weggegangen. In der Familie wurde es ebenfalls allmählich ruhiger. Seitdem können die Kinder wieder in ihrem eigenen Schlafzimmer durchschlafen.

Die Straße der armen Seelen

Im Jahr 2003 kam ich nach Bremen und gab dort ein Seminar. Eine Teilnehmerin erzählte mir, dass ihr Blutdruck tagsüber normal sei, sich aber am Abend erhöhe. Sie wohnte in einem hübschen Haus, mitten in einem Garten. Jeden Tag nach Feierabend ging sie mit Freude nach Hause, um sich zu erholen. Doch wenn sie dort war, hielt sie es nicht lange aus und musste wieder nach draußen. Ihr Mann war zwei Jahre zuvor in dem Haus an Krebs gestorben.

In meinem Himmlischen Auge sah ich, dass das Haus tatsächlich ein schwerwiegendes Yin-Feng Shui-Problem hatte. Der Ort, in dem es sich befand, war im Zweiten Weltkrieg ein Schlachtfeld gewesen. Viele Menschen hatten dort ihr Leben lassen müssen und vor allem die Seelen der jungen, gefallen Soldaten konnten noch keine Ruhe und keinen Frieden finden. Die Teilnehmerin bestätigte, dass an diesem Ort früher gekämpft wurde.

Die Siedlung, in der sie wohnte, war erst vor sechs oder sieben Jahren gebaut worden. Bald darauf hatte es in der Nachbarschaft ein Unglück nach dem anderen gegeben: In drei von elf Familien waren Selbstmorde vorgekommen, die jüngste Person war erst einundzwanzig Jahre alt gewesen. Drei Personen waren an Krebs erkrankt. Zwei von ihnen waren bereits verstorben, unter ihnen der Ehemann unserer Teilnehmerin. In einer anderen Familie starb jemand aus unerklärlichen Gründen. Ein weiterer Nachbar litt unter schweren Depressionen. Bei einer Familie war der Hausbesitzer vermutlich an Schizophrenie erkrankt. Sein Haus steht seit drei Jahren leer und findet keinen Mieter. Was ich in meinem Himmlischen Auge sah, war wahrlich eine »Straße der armen Seelen«.

Krieg im Mittelalter – Die Seelen vagabundieren bis heute

Im Frühling 2002 fand bei uns im Institut Berlin ein Feng Shui-Seminar statt. Karin, eine Teilnehmerin aus Süddeutschland berichtete, sie habe Krebs gehabt und sei durch Qigong wieder gesund geworden. Sie habe den Verdacht, dass ihr Haus Feng Shui-Probleme habe, weil sowohl ihr erster als auch ihr zweiter Ehemann in diesem Haus an Krebs gestorben seien. Das heißt, in ein und demselben Haus waren drei Personen krebskrank geworden, zwei von ihnen waren bereits verstorben. Vom Yang-Feng Shui her betrachtet hatte das Haus keine großen Probleme. Ich führte mit meinem Himmlischen Auge eine Untersuchung des Yin-Feng Shui des Hauses und seiner Umgebung durch. Es war eine hügelige Gegend ohne größere Bäume. Ich sah viele Menschen, die auf Pferden ritten und sich hin und her bewegten. In den Händen hielten sie Schwerter und kämpften gegeneinander. Viele starben. Das Qi, das von ihrer Panik, Traurigkeit und Gewalt ausging, war allerdings noch vorhanden, und viele Seelen der im Krieg Gestorbenen waren noch nicht weggegangen. Diese noch verbliebene, massive negative Energie hatte das Feng Shui des Ortes zerstört und die Gesundheit der Bewohner sowie das Wachstum der Pflanzen sehr beeinträchtigt.

Karin sagte mir, dass eine deutsche Schriftstellerin ein Buch über diesen Krieg geschrieben habe, aus dem zu erfahren war, dass damals fast alle Bewohner dieser Gegend ums Leben gekommen seien.

Ich erwähnte, dass sehr wahrscheinlich ihre Familie nicht die einzige sei, in der es ein Unglück gegeben habe, wenn, wie in diesem Fall, Häuser auf einem ehemaligen Kriegsschauplatz gebaut worden waren. Sie nickte jedes Mal. In ihrer Nachbarschaft seien bereits mehrere Menschen sehr schwer erkrankt und dem Tode nah.

Danach stellte sie eine Frage: Sie hatte das Haus gekauft und erfuhr erst jetzt, dass es so viele Probleme in sich barg. Was sollte sie nun tun? Sollte sie das Haus verkaufen, vermieten oder weiter darin wohnen?

Das ist eine Frage, die viele Menschen stellen werden, wenn sie Yin-Feng Shui-Probleme mit ihrem Hause haben. Ich gab die Frage an alle Teilnehmer weiter: Wenn ihr an ihrer Stelle wärt, was würdet ihr tun?

Nur 10 Prozent der Teilnehmer waren damit einverstanden, das Haus zu vermieten oder zu verkaufen. 90 Prozent waren der Meinung, dass die Teilnehmerin weiter darin wohnen sollte.

Die Begründungen der Teilnehmer waren: »Was man selber nicht haben will, das soll man auch nicht an andere weitergeben.«

»Bereits drei Menschen haben in dem Haus Krebs bekommen. Sie selbst hat das Problem des Yin-Feng Shui erfahren und ist durch Qigong-Übungen gesund geworden. Wenn nun ein anderer in das Haus einzieht und krank wird, würde ihm dadurch nicht Schaden angetan werden?«

»Ob so ein Haus überhaupt einen Käufer findet, ist die Frage.«

»Auch wenn sie aus dem Haus auszieht, wird sie überhaupt ein Haus mit gutem Feng Shui finden?«

....

Die Teilnehmer diskutierten lebhaft.

Ich saß vorne und hörte ruhig ihren Erklärungen und Begründungen zu, doch innerlich war ich sehr aufgeregt! Einerseits war ich von einer unaussprechlichen Freude erfüllt, weil ich immer gedacht hatte, dass es den Teilnehmern im Westen schwerer fallen würde, das

Yin-Feng Shui zu verstehen, als den Menschen in Asien. Ich hatte sie tatsächlich unterschätzt. Wenn derartige Probleme auftauchen, haben sie kein Eigeninteresse. Sie denken zuerst an das Wohl der anderen. Das war für mich kein gewöhnliches Feng Shui-Seminar mehr. In meinem Herzen sprach ich zu ihnen: Ich freue mich sehr für euch! Andererseits beschäftigte mich die Art und Weise, wie die Lehre vom Feng Shui in den letzten Jahren im Westen mehr und mehr verbreitet wurde. Es gibt hierzulande mehr Feng Shui-Bücher und Feng Shui-Gegenstände als in China. Aber mein Gefühl sagte mir, dass das nicht mein Weg ist.

Seit Tausenden von Jahren sind ununterbrochen Kriege unter verschiedenem Vorwand und aus unterschiedlichen Gründen geführt worden und allesamt haben sie Gier, Egoismus und Hass in jeden Winkel der Erde gebracht. Mit endloser, von Tag zu Tag wachsender Gier werden die Bodenschätze der Erde ausgebeutet. All das hat dem Planet seit langem zahllose Wunden und Verletzungen zugefügt.

Das Feng Shui hat sich auf der ganzen Erde verschlechtert. Wie soll man da ein gutes Feng Shui im eigenen Hause haben? Wie man in der Zeit des chinesischen Widerstandskrieg gegen Japan (1937–1945) sagte, als die Kämpfe auf das ganze Land übergriffen und die Studenten und Professoren gezwungen waren, von einem Ort zum anderen zu ziehen, um den Kämpfen auszuweichen: »Im großen Land China ist kein Platz für meinen Schreibtisch!« Sollte es auch heute auf unserem blauen Planeten keinen Ort mehr geben, der sauber und rein geblieben ist?

Nach der Diskussion der Teilnehmer fragte ich Karin: »Als du das Haus gekauft hast, hast du da gewusst, dass das Haus ein Problem hat?«

»Ja. Der Eigentümer hatte mir erzählt, dass sich die Gesundheit der ganzen Familie verschlechtert hatte, nachdem sie in das Haus eingezogen waren. Einer nach dem anderen war krank geworden. Deswegen wollten sie ja das Haus verkaufen.«

»Du hast also über das Problem des Hauses schon Bescheid gewusst, und trotzdem wolltest du es kaufen?«

»Ja.«

Die Teilnehmer hatten nun verstanden, dass ein jeder sein eigenes Schicksal trägt. Wer in welchem Haus wohnt, ist Schicksal. Ebenso wie es zwischen den Menschen schicksalhafte, innere Verbindungen gibt, besteht zwischen einem Haus und seinen Bewohnern auch ein Zusammenhang. Im chinesischen Volksmund wird das so ausgedrückt: »In einem Glück verheißenden Haus wohnen Menschen mit gutem Schicksal.« Jeder Mensch, der auf die Erde kommt, hat seine Aufgaben zu erfüllen. Karin hatte dieses Haus gekauft und damit auch eine Aufgabe übernommen.

Ich sagte zu ihr: »Du hast das verstanden. Durch deine Qigong-Praxis ist deine Krebskrankheit geheilt. Weißt du jetzt, was deine Aufgabe ist?«

»Ja, ich werde meinen Nachbarn helfen.«

Was lässt ihn nicht schlafen?

In der Nähe von Berlin lebte ein Pfarrer, der sich nach seinem Umzug große Sorgen wegen seiner Schlafstörungen machte. Anfangs hatte er ein kleines Zimmer als Schlafzimmer benutzt, aber dort konnte er nicht einschlafen. Daraufhin stellte er seine Schlafzimmermöbel in das große Zimmer. In diesem großen Zimmer konnte er zwar einschlafen, musste aber nachts häufig auf die Toilette gehen. Nach dem Aufstehen fühlte er sich noch immer müde und hatte zudem Rückenschmerzen. Normalerweise fühlt man sich nach dem Schlafen erholt, aber bei ihm war das Gegenteil der Fall. Morgens nach dem Aufstehen ging es ihm am schlechtesten, erst am Nachmittag fühlte er sich etwas wohler. Da zwei seiner Vorgänger in dieser Wohnung an Lungenkrebs verstorben waren, machte er sich große Sorgen um seine eigene Gesundheit.

Als ich von diesem Pfarrer erfuhr, spürte ich, dass sein Haus große Yin-Feng Shui-Probleme hat. In Begleitung einer Tian Ai Qigong-Praktizierenden kam ich in das Pfarrhaus. Als erstes ging ich in das kleine Zimmer, das ihm zuerst als Schlafzimmer gedient hatte. In meinem Himmlischen Auge sah ich, dass sich hier zehn Seelen von Verstorbenen aufhielten. Es waren Kinder, die im Zweiten Weltkrieg bei einem Bombenangriff umgekommen waren. Als die unerwartete, heftige Bombardierung einsetzte, waren sie vor Panik in die Kirche gerannt.

»Das ist richtig.« Der Pfarrer zeigte nach draußen. »Damals hatte die Kirche gleich nebenan einen Kindergarten. Dieser Ort hier wurde kurz vor Kriegsende bombardiert.« Meine Begleiterin hatte ebenfalls ihr Himmliches Auge geöffnet und sah die unruhigen und verstörten Seelen der Kinder, die sich noch immer in dem Schockzustand von damals befanden. Bei so vielen verschreckten Kinderseelen in einem Zimmer, wie sollte der Pfarrer da ruhig und gut schlafen können?

In dem jetzigen Schlafzimmer bemerkte ich eine weibliche seelische Fremdinformation. Mit ihr führte ich in Gedanken einen Dialog. Sie sah traurig aus, war aber auch von Hass durchdrungen. Bei weiterer Untersuchung fand ich heraus, dass es sich um eine tragische Liebe aus der Zeit vor dem Zweiten Weltkrieg handelte. Sie und der damalige evangelische Pfarrer waren ineinander verliebt gewesen, und sie hatte erwartet, dass er sie heiraten würde, da er ihr die Ehe versprochen hatte. Der Geistliche stellte sich jedoch als Heuchler heraus, der sein Versprechen nicht hielt und weiterhin nur die sexuelle Beziehung mit ihr aufrecht erhielt. Nachdem er befördert worden war, ließ er die Frau im Stich und hat sie obendrein verleumdet. Die Frau starb in Traurigkeit und Wut.

Das Feuer ihrer Wut, gepaart mit Vergeltungswünschen, war noch immer vorhanden und nicht gelöscht.

Als ich dem Pfarrer diese Geschichte erzählte, meinte er, dass er das ganz und gar nachvollziehen könnte. Er ging in sein Arbeitszimmer, holte eine Chronik dieser Kirche und zeigte auf ein Foto: »Ist es dieser Mann gewesen?« Wir schauten weiter, zu welcher Zeit er tätig gewesen war, und es handelte sich exakt um den Zeitraum vor Ausbruch des Zweiten Weltkrieges.

Wir drei baten gemeinsam beim Universum darum, den armen Seelen eine Heimstatt zu geben.

Der Pfarrer fragte, ob sie ins Licht, in den Himmel geschickt werden können. Ich erwiderte: »Ob sie in den Himmel kommen können, liegt am Energieniveau und an der Reinheit der Seelen.«

Wenige Wochen später berichtete er mir, dass er seit der Regulierung des Yin-Feng Shui wieder bis zum frühen Morgen durchschlafen könne. Nach dem Aufstehen fühle er sich fit und erholt und die Rückenschmerzen seien nicht mehr vorhanden.

Mord als Ursache für schweres Asthma

Der fünfzigjährige Jörg litt seit seinem dritten Lebensjahr unter schwerem Asthma. Eine langjährige Therapie brachte keinen Erfolg. Mehrere Male geriet er bei Asthmaanfällen in Lebensgefahr. Außerdem hatte er schwere Panikattacken durchzustehen.

Wir fanden im Rahmen eines Kurses heraus, dass die Ursache seiner Krankheit mit dem Yin-Feng Shui des Hauses zusammenhing, in dem er als Kleinkind gewohnt hatte. Dort war einst ein Mensch durch einen Messerstich in die Brust getötet worden. Nach der Ermordung verließ die Seele das Haus jedoch nicht, und als Jörg zur Welt kam, heftete sich die Seele des Ermordeten an ihn. Die Schmerzen durch den Stich in die Brust und die Panik in der Seele des Mordopfers gingen auf den Jungen über und quälten ihn seit über vierzig Jahren.

Diese Informationen teilten wir Jörg mit. Er meinte, er wisse nichts von einem solchen Ereignis. Als er nach dem Kurs in sein Hotelzimmer ging, kamen ihm plötzlich die Worte seines Vaters in den Sinn: Es wäre in der Zeit des Zweiten Weltkrieges jemand in einem Zimmer ihres Hauses umgebracht worden.

Bereits am ersten Tag des Seminars für die Regulierung der Fremdseele verschwand Jörgs Asthma.

Eine alte Yin-Mitbewohnerin

Im Jahr 2002 berichtete mir eine Kursteilnehmerin Katharina einige ungewöhnliche Geschehnisse, die seit ihrem Umzug passiert waren:

In der neuen Wohnung bekam sie oft Alpträume. Sie fror am ganzen Körper, selbst wenn die Heizung voll aufgedreht war. Die Glühbirne im Wohnzimmer ging häufig ohne Grund kaputt. Das Telefon funktionierte bisweilen, aber oft auch nicht. Manchmal kamen Anrufe ohne Klingelsignal an. Sowohl der Anrufbeantworter als auch das Faxgerät schalteten sich mitunter von alleine an. Katharina dachte, dass das Telefon kaputt sei, doch dann funktionierte es plötzlich wieder normal. Im Winter war sie stark depressiv, fühlte sich zu Hause nicht wohl und hatte das Gefühl, dass sie beobachtet würde.

Ich empfing die Informationen ihrer Wohnung aus der Ferne und fand heraus, dass dort früher eine arme, alte Frau gelebt hatte. Sie war in großer Unruhe und Angst ganz allein in dieser Wohnung gestorben. Bis heute war ihre Seele als unsichtbare »Mitbewohnerin« der Familie immer noch anwesend. Ich bat die Seele der armen Frau, an einen besseren Ort zu gehen.

Kurz nach der Energiearbeit schrieb mir Katharina eine E-Mail. Seit der Yin-Feng Shui-Regulierung seien die Glühbirnen im Wohnzimmer nicht mehr so häufig wie früher kaputtgegangen, und das Telefon funktioniere jetzt normal. Sie schlafe seither besser und habe auch keine Alpträume mehr.

Der Ruf des »Geisterhauses«

Monika, eine damals etwas über dreißigjährige Bildhauerin aus Ostdeutschland, sah müde aus und war mental erschöpft. Vor einigen Jahren hatte sie ein Erlebnis, bei dem sie wie von einem Geist fremdgesteuert wurde, so dass sie in eine schwierige Situation geriet.

Es begann damit, dass sie an einem Haus vorbeiging und plötzlich eine Stimme hörte, die ihr zurief: »Komm, komm! Warum kommst du nicht zu mir? Willst du mit mir zusammen sein? « Ihr war sehr merkwürdig zumute. Sie dachte, sie habe eine besondere Verbindung zu diesem Haus.

Monika verkaufte ihr eigenes Haus und kaufte jenes. Nachdem sie eingezogen war, wollte sie ihre Wünsche und Pläne verwirklichen. Sie hoffte, dass sich jetzt ihre Träume von neu geschaffenen Kunstwerken erfüllen würden. Kurz nach der Einweihungsfeier jedoch traf sie ein Unglück: Aus unerklärlichen Gründen brannte der Keller eines Nachts aus und ihre Kunstwerke wurden zerstört.

Kurz darauf überkamen sie merkwürdige Gedanken: Sie solle ihre künstlerische Arbeit aufgeben und sich zur Sportlehrerin umschulen lassen. Monika tat das. Doch Sport war gar nicht ihre Stärke, so dass sie in diesem Beruf keinen Erfolg hatte.

Eine chinesische Redewendung sagt: »Wenn das Haus nicht dicht ist, bekommt es nächtelang Regen.« Ein Schicksalsschlag nach dem anderen ließ Monika geistig fast zusammenbrechen und ihr Gesundheitszustand verschlechterte sich zunehmend. Die männlichen Hormone stiegen an, und ihre Periode setzte ohne ersichtlichen Grund aus.

Sie ging zum Schulmediziner, zum Naturheilpraktiker, zu Therapeuten der Traditionellen Chinesischen Medizin und besuchte Qigong-Kurse. Niemand konnte die Ursachen herausfinden, so dass sie ständig Hormontabletten einnehmen musste. Schließlich kam sie auf Empfehlung eines Arztes der Traditionellen Chinesischen Medizin nach Berlin zum speziellen Tian Ai Qigong-Seminar für die Heilung der Seele.

Im Seminar sah ich in meinem Himmlischen Auge Bilder von ihrem Haus: Ursprünglich hatte dort ein Mann alleine gewohnt. Er starb in Einsamkeit. Seine Seele bekam keinen Ort, wo sie hätte hingehen können, weshalb sie weiter im Haus blieb. Er hatte sein Leben lang alleine gelebt und war sehr einsam. Nach dem Tod hatte die Seele panische Angst vor der endlosen, einsamen Zeit und wünschte sich sehr, dass eine junge Frau einziehen würde, mit der er zusammen sein könnte. Aus diesem Grunde rief die Seele, wenn Frauen am Haus vorüber gingen.

An dem Tag, als Monika dort vorbei kam, hörte ihre Seele aus dem Haus die Stimme, die warm, nett und sympathisch klang. Sie hatte kein Wissen über die Seelen von den Verstorbenen, verstand nichts von der Lehre des Feng Shui und beging den Fehler, in dieses »Geisterhaus« einzuziehen, mit dem so viel Pech für sie verbunden war.

Ich fand außerdem heraus, dass die Seele des Mannes in der Nacht häufig sexuellen Kontakt mit Monika hatte. Jedes Mal zog ihr die Fremdseele dabei die Yang-Energie ab, so dass sie am nächsten Tag nach dem Aufstehen häufig geistig und körperlich völlig erschöpft war. Ich fragte Monika, ob sie nachts öfter sexuelle Träume hatte. Das bestätigte sie. Sie wollte sich einen Partner suchen, doch die männliche Seele legte ihr heimlich Hindernisse in den Weg, so dass sie alleine blieb.

Fremdseelen aus der Natur, von öffentlichen Plätzen oder von Gegenständen

Es gibt auch wandelnde Seelen von Verstorbenen auf dem offenen Land, an manchen öffentlichen Plätzen und in Gebäuden. Menschen mit einem schwachen Energiekörper können unbemerkt diese Seelen Verstorbener mit nach Hause bringen, wenn sie in einem Krankenhaus, auf einem Friedhof, in einem alten Schloss oder auch im Wald waren.

Die Bauart vieler alter Schlösser und Burgen in Europa erschwert es dem kraftvollen Yang-Qi, in die Gebäude hineinzufließen, und andererseits kann das verbrauchte Yin-Qi von innen kaum nach draußen abgeleitet werden. Solche Orte sind für seelische Informationen besonders einladend. Über Burg- und Schlossgeister wurde in Europa vielfältig und lebendig berichtet und geschrieben. Zum Beispiel brachten im Jahr 2003 einige große Medien die Nachricht, dass in einem im alten königlichen Schloss Hampton (England) aufgezeichneten Video »Fremdseelen von Menschen« zu sehen seien. Ein Notausgang des Schlosses öffnete sich oftmals von alleine, weswegen die Wachleute die Aufzeichnungen der Überwachungskamera untersuchten. Mit der Überraschung kam das Entsetzen: Eine Geisterseele mit blassem Gesicht und in langer dunkler Kleidung hatte die Tür zum Notausgang aufgedrückt und war hinausgegangen. Es wird vermutet, dass es sich hierbei um Heinrich VIII. handelte. Die Seelen seiner verstorbenen Frauen sollen seit ihrem Tode in diesem Schloss wandeln.

Manche Seelen Verstorbener heften sich an Gegenstände. Wenn diese den Besitzer wechseln, kann es passieren, dass die Seelen mitgehen. Manche Menschen haben Erbstücke von ihren Vorfahren übernommen, und wenn es sich dabei um einen besonders geliebten Gegenstand des Ahnen handelt, kann dessen Seele an ihm haften. In diesem Falle hat man nicht nur einen Gegenstand geerbt, sondern auch die Seele des verstorbenen Vorfahren. Gefährlicher kann es allerdings sein, wenn Personen gerne Sachen auf dem Trödelmarkt kaufen, deren Herkunft unklar ist. An diesen Gegenständen können sich ebenfalls seelische Informationen befinden, so dass die Käufer dadurch Probleme bekommen werden. Manche Menschen kaufen, aus unterschiedlichen Gründen, oft gebrauchte Sachen, ohne sie zu reinigen, was die Wahrscheinlichkeit erhöht, dass sie mit mehreren seelischen Körpern unter einem Dach leben.

Es ist immer empfehlenswert, die gebraucht erworbene Dinge energetisch zu reinigen.

Wie eine Schlossbesichtigung Krebs verursachen kann

Bei einer etwa dreißigjährigen Frau aus Leipzig wurde im Jahr 2003 Gebärmutterhalskrebs diagnostiziert. Die Ärzte rieten zu einer sofortigen Operation. Sie aber wollte nicht operiert werden und suchte außerhalb der klassischen Medizin eine Heilungsmethode, in der Hoffnung, die Gebärmutter behalten zu können und gesund zu werden.

Ich fand in meinem Himmlischen Auge heraus, dass sie gerne alte Schlösser und Burgen besichtigte. Von dort nahm sie manchmal Steine mit nach Hause. Einmal brachte sie auf diese Weise aus einem alten Schloss drei Seelen verstorbener Männer mit. Des Nachts suchten die einsamen männlichen Seelen sexuellen Kontakt mit ihr.

Ich fragte sie, ob sie vom Geschlechtsakt träume. Sie sagte: »Ja, in der Nacht träume ich oft, dass ich mit mehreren Männern Sex habe.« Als ich sie fragte, ob das Liebesleben zwischen ihr und ihrem Mann normal sei, antwortete sie, dass sie seit zwei Jahren nicht mehr mit ihrem Mann geschlafen habe. Das bedeutet nicht, dass sie keine sexuellen Bedürfnisse gehabt hätte, sondern dass sie in der Nacht mit den Seelen der Verstorbenen sexuellen Kontakt hatte, weswegen sie sich unbewusst nicht mehr für Sexualität innerhalb ihrer Partnerschaft interessierte.

Ende Mai 2003 besuchte sie den Basiskurs und das spezielle Seminar über die Heilung der Seele. Danach waren zwei von drei Fremdseelen weggegangen. Zu Hause folgte sie unserem Rat und übte zweimal täglich Qigong.

Im September des gleichen Jahres kam sie noch einmal nach Berlin zum Seelen-Seminar. Dieses Mal verließ sie auch die dritte Fremdseele. Als wir ihr das mitteilten, war sie sehr glücklich und fragte: »Sollte ich jetzt zum Arzt gehen und mich untersuchen lassen?« Wir bejahten diese Frage.

Im Oktober schrieb sie uns, dass bei der Untersuchung kein Gebärmutterhalskrebs mehr festgestellt werden konnte. Er war innerhalb von knapp fünf Monaten verschwunden – ohne irgendeine spezielle Therapie gegen den Krebs, alleine durch die Regulierung der seelischen Fremdinformationen und durch die regelmäßigen Qigong-Übungen.

Warum bei einer jungen Frau die Periode plötzlich aussetzte

Mani war eine ruhige, nette Studentin aus einer intakten Familie, bis plötzlich und scheinbar ohne Grund ihre Periode ausblieb und Depressionen einsetzten. Über ein Jahr lang bekam sie eine Hormontherapie mit Tabletten und Spritzen, doch stellte sich die Periode nicht wieder ein, ohne dass hierfür gefunden wurden. Mani bat die Ärztin für Traditionelle Chinesische Medizin, Qi Duan Li, um Rat, welche Heilungsmethode für sie zu empfehlen sei. Nachdem Frau Li ihren Bericht angehört hatte, wusste sie, dass Mani an Störungen durch die Fremdseele litt. Sie bat mich am Telefon, die junge Frau zu untersuchen.

Im Himmlischen Auge sah ich folgendes: Immer wenn Mani sich schlecht fühlte, ging sie auf einem Berg spazieren. Einmal sah die Seele eines verstorbenen einsamen Mann die junge Frau, die ebenfalls alleine war und sagte zu sich: »Na gut, ich werde sie begleiten! « Und so ging die Seele mit Mani nach Hause. Am Telefon sprach ich mit Frau Li über die Bilder. Sie machte mich darauf aufmerksam, dass es in Berlin keinen Berg gibt. Ich antwortete: »Das weiß ich, aber ich sehe in meinem Himmlischen Auge, dass ihr an einem Berg oder Hügel eine männliche Seele gefolgt ist!« Frau Li fragte Mani persönlich; daraufhin erklärte diese, dass sie aus Ostberlin komme und dass es in der Nähe ihres Hauses tatsächlich einen Hügel gäbe. Dort gehe sie abends oft alleine spazieren.

Da sie bereits einen unsichtbaren » Yin-Freund« hatte, vermutete ich, dass ihr » Yang-Freund« sie vielleicht verlassen hatte.

Ich fragte Mani am Telefon: »Hast du manchmal sexuelle Träume?«

»Ja.«

»Lebst du zur Zeit allein?«

»Ja.«

»Dann komm mal bitte zu unserem Seminar!«

Mani kam, und ich sah während des Seminars, dass der »Yin-Freund« nun weggegangen war. Ich sagte ihr das sofort, und sie freute sich sehr. Schon am zweiten Tag nach dem Seminar kam ihre Periode wieder, und seither ist ihr Zyklus normal. Auch die Depressionen sind verschwunden.

Besuch auf der Entbindungsstation – ein Trennungsgrund?

Diana, eine langjährige Tian Ai Qigong-Praktizierende und ihr Mann Karl waren ein harmonisches Ehepaar und bekamen 2004, nach über zehn Jahren Ehe, ein sehr liebes Töchterchen, Iris. Nach der Geburt des Kindes brachen jedoch zwischen dem Ehepaar heftige Streitigkeiten aus – etwas, das bisher selten vorgekommen war. Iris war ein sehr hübsches Baby. Die Eltern hatten lange auf das Kind gewartet und liebten es sehr. Die eigenen Kinder zu lieben ist normal, aber bei Karl mutete diese Liebe merkwürdig und übertrieben an. Er kümmerte sich den ganzen Tag fast ausschließlich um das Baby und zeigte kein Interesse mehr an seiner Arbeit. Karl wollte die Tochter ganz alleine versorgen. In die Art und Weise, wie Diana für das Baby sorgte, hatte er wenig Vertrauen. Wenn Diana beispielsweise das Milchpulver mit Wasser anrührte, musste Karl das noch einmal genau überprüfen. Diana erzählte uns unter Tränen, sie komme sich schon wie eine Rabenmutter vor. Als Iris acht Monate alt war, sprach das Ehepaar ernsthaft von Trennung.

Meiner Meinung nach handelte es sich hier um eine Störung durch Seelen Verstorbener!

Am Abend nach der Besprechung sah ich bei der Fernuntersuchung in meinem Himmlischen Auge, dass hinter Karl eine weibliche Seele stand. Sie war ihm gefolgt, als er im Krankenhaus bei der Geburt der Tochter dabei war.

Durch Gedankenübertragung fragte ich die Seele: »Warum willst du die beiden stören?« Die Seele antwortete: »Ich liebe das Baby so sehr! Ich will seine Mutter sein.«

Ich sagte zu ihr: »Das ist falsch. Du gehörst zu einer anderen Welt. Du sollst deinen eigenen Weg gehen und nicht die Familie belästigen.«

Nach diesem Dialog war sie schließlich damit einverstanden, Karl zu verlassen.

In der kommenden Woche beim Übungsabend trafen wir Diana wieder. Als sie mich sah, umarmte sie mich aufgeregt und glücklich: »Dankeschön! Dankeschön! Was hast du für ihn getan, dass er sich so verändert hat?«

Ich fragte sie lächelnd: »Wann begann bei ihm die Veränderung?«

Sie antwortete: »Am Tag nach unserer Gespräch.«

Da musste ich wieder lächeln: »Richtig. Ich habe noch am selben Abend eine Fremdseele weggebeten.« Diana sagte, dass sie zu dieser Zeit bereits geschlafen haben. Auch wenn die beiden schliefen, konnte die Energieübertragung aus der Entfernung wirken, weil die Verbindung der Gedanken Raum und Zeit überschreitet.

Ohne Hilfe von Tian Ai Qigong hätte sich das Ehepaar höchstwahrscheinlich scheiden lassen. So etwas kommt leider allzu oft vor. Den meisten Menschen fehlen sowohl das theoretische Wissen über derartige Zusammenhänge als auch die praktische Erfahrung damit. Bei unserer Arbeit sind wir schon häufig dem Phänomen begegnet, dass zwischen Ehepaaren große Streitigkeiten ausbrechen und schließlich die Familie daran zerbricht. Wir fanden heraus, dass die Ursache oftmals eine Störung durch die Fremdseelen von Verstorben war. Mit unserer energetischen Arbeit konnten wir schon vielen Paaren, die kurz vor einer Trennung standen, helfen, sich wieder zu versöhnen.

Besuche im Tempel – ein Geistwesen als »Friseur«

Im Frühjahr 1998 besuchte mich meine Freundin Mei. Während unseres Gesprächs kam sie auf eine seltsame Angelegenheit zu sprechen, wegen der sie sich große Sorgen machte.

Vor mehr als zehn Jahren hatte sie einen kleinen Tempel besucht. Danach begannen ihr die Haare auszufallen. Der Haarausfall wurde allmählich immer stärker. In China nennen wir das »Teufelsfrisur«, und es ist sehr schwer zu behandeln. Verschiedene Arzneimittel waren ausprobiert worden, jedoch ohne Erfolg. Später stieß Mei auf eine volkstümliche Rezeptur speziell gegen Haarausfall, und die Haare wuchsen wieder nach.

Vor einigen Monaten suchte sie jenen Ort noch einmal auf und bekam wieder Haarausfall. Sie machte sich große Sorgen und wusste nicht, was sie jetzt tun sollte. Ich berührte mit meiner Hand ihre kahle Stelle am Kopf und regulierte für sie die Energie. Nach ein paar Wochen rief sie mich an und bedankte sich bei mir: An der kahlen Stelle wuchsen neue Haare.

Zwei oder drei Monate später fühlte ich plötzlich auf meinem Kopf eine Stelle, die glatt und kahl geworden war und etwa die Größe einer Bohne hatte. Ich selbst konnte die Stelle nicht sehen. Ich wusste auch nicht, weswegen ich sie bekommen hatte und bekam ein merkwürdiges Gefühl. Jedes Mal, wenn ich in der kommenden Zeit meine Haare wusch, fasste ich diese Stelle an und stellte fest, dass sie allmählich immer größer wurde. Da ich recht dichtes Haar habe, nahm ich das nicht ernst.

Im Sommer des gleichen Jahres kam ich nach Berlin. Eines Tages sah meine Schwester plötzlich auf meinem Hinterkopf durch die dunklen Haare hindurch eine kahle weiße Stelle, die etwas größer als mein Daumennagel war. Dieses Mal machte ich mir Sorgen und konnte das nicht mehr ignorieren.

Mit dem dritten Auge sah ich ein kleines Lebewesen aus anderer Dimension, etwa 60 bis 70 Zentimeter groß, mit einem weißen Körper - und einem Kahlkopf! - vor mir stehen! Es stützte seine Hände in die Taille und sagte hochnäsig und stolz: »Ich werde dir den Kopf kahl scheren!«

Ich fragte: »Ich kenne dich gar nicht. Warum willst du mir den Kopf scheren?«

In diesem Moment erschien vor mir das Bild meiner Freundin. Das Yin-Lebewesen zeigte auf sie: »Du hast dich zu sehr eingemischt. Deswegen will ich deinen Kopf scheren!«

Nach einigen Verhandlungen ging es schließlich weg. Ein paar Tage später wuchsen mir die Haare wieder nach.

Wir untersuchten und forschten nicht weiter, warum es zwischen dem Yin-Lebewesen und meiner Freundin Feindschaft gab. Ich erwähne dieses Beispiel, um darauf aufmerksam zu machen, dass es im Universum verschiedenste Arten von Lebewesen gibt. Die Phänomene des Lebens sind sehr kompliziert und warten auf unsere gemeinsame Erforschung.

Friedhofsbesuche – eine junge Frau wird bisexuell

Als Elisabeth zu unserem Seminar »Heilung der Seele« Kam, war sie mager und sehr blass. Ihre Augen waren trüb und zeugten von einer komplizierten Gefühlswelt, was gar nicht zu ihren neunzehn Jahren passte. Elisabeth kam mit vielen Fragen über Bisexualität, Depression, Erschöpfung und mangelnder Lebenslust zum Seminar.

Bei ihr fanden wir heraus, dass sie häufig von einigen Seelen Verstorbener besucht wurde. Diese Seelen stammten von einem Friedhof. In Deutschland und auch in vielen europäischen Ländern sind die Friedhöfe nicht weit von den Wohn- und Gewerbegebieten entfernt. Sie sind ruhig, sorgsam gepflegt und mit Blumen, Pflanzen und schönen alten Bäumen bepflanzt. Viele Deutsche gehen gerne auf Friedhöfen spazieren. Sie meinen, an diesen Orten Ruhe erfahren zu können. Doch dem ist nicht so. Sie werden dort zwar nicht von lebenden Menschen gestört, aber von den unsichtbaren Seelen Verstorbener.

Ich fragte Elisabeth, ob sich ihre Wohnung in der Nähe eines Friedhofes befände und ob sie dort oft spazieren gehe.

»In der Nähe von meinem Zuhause gibt es keinen, aber hinter meiner Schule ist ein Friedhof, und ich gehe oft mit meinen Schulkameraden dorthin.«

Ich fragte: »Hast du manchmal das Gefühl, dass du mal ein Junge bist und dann wieder ein Mädchen?«

»Ja.«

Weil ihre Energien schwach waren, kamen häufig Fremdseelen beider Geschlechter zu ihr. Keine der Seelen blieb sehr lange bei ihrem Körper. Allerdings war sie durch die häufigen Besuche einem ständigen emotionalen Wechsel in ihren Gefühlen Frauen bzw. Männern gegenüber ausgesetzt.

Wenn eine Schule neben einem Friedhof gebaut wird, können die Schüler natürlich Störungen durch Fremdseelen ausgesetzt sein. Vor kurzem wurde über ein Internat in der Provinz Si Chuan in China berichtet, hinter dem sich ein Friedhof befindet. Seit einiger Zeit »spukte« es in der Schule, so dass die Kinder abends Angst hatten, zur Toilette zu gehen oder das Gebäude zu verlassen. Der Direktor bat jemanden, eine Zauberformel zu schreiben, um damit die Gespenster zu vertreiben. Das wurde in den Zeitungen als Aberglaube kritisiert.

Während viele Kinder die Seelen Verstorbener sehen können, vermögen Erwachsene dies eher selten. Deshalb sollten Erwachsene, nur weil ihnen die Einsicht in derartige Dinge fehlt, die Kinder nicht gleich ausschimpfen, wenn sie von solchen Beobachtungen berichten. So wurde zum Beispiel die Tochter einer befreundeten Familie häufig von ihren Eltern verspottet, weil sie sich mit zwölf Jahren noch einnässte, woraufhin die Tochter immer wieder beteuerte, dass sie nichts dafür könne. Sie traute sich in der Nacht nicht, zur Toilette zu gehen, weil sie im Flur immer von einem dunklen Schatten angesehen wurde. Die Eltern meinten ärgerlich, ihre Tochter bilde sich das nur ein. Außerdem sei es unmöglich, dass sich in ihrer Wohnung unbemerkt fremde Personen aufhielten. Als wir die befreundete Familie besuchten und von diesen Problemen hörten, untersuchten wir ihr Haus und fanden heraus, dass es in ihrer Wohnung tatsächlich die Seele eines Verstorbenen gab. Die Aussage der Tochter wurde damit bestätigt. Nach der Regulierung war die Fremdseele gegangen, und das Mädchen nässte auch nicht mehr ein.

Autos und ihr Yin-Feng Shui

Das Feng Shui eines Autos ist nicht zu unterschätzen. Wenn sich in einem Auto eine Fremdseele befindet, kann der Fahrer unmittelbar gestört werden. Im schlimmsten Fall kommt es zu einem Autounfall. Wer einen gebrauchten Wagen kauft, sollte aufpassen, dass er nicht eine Fremdseele mit übernimmt. Egal, ob es sich um einen Neuwagen oder ein gebrauchtes Auto handelt – das Feng Shui ist in jedem Fall zu beachten.

Bei den Seelenseminaren berichten uns immer wieder Teilnehmer, dass ihr Auto ein Feng Shui-Problem habe. Wir empfehlen ihnen, zum Beispiel den Feng Shui-Aufkleber auf eine Fensterscheibe zu kleben oder die Feng Shui-CD abzuspielen, um das Energiefeld des Autos zu regulieren. Das gleiche empfehlen wir, wenn es in einem Haus Yin-Feng Shui-Probleme gibt.

Erkennen und Umgehen mit Yin-Feng Shui-Problemen

Hinsichtlich der Wahrnehmungsfähigkeit von Yin-Energien der Fremdseele sind Tiere meist sensibler als Menschen, Kinder sensibler als Erwachsene, Frauen sensibler als Männer und Menschen mit schwacher Konstitution sensibler als Menschen mit starker Konstitution. Menschen mit geringem Yang-Bewusstsein sind sensibler als solche mit starkem Yang-Bewusstsein, Menschen mit Qigong-Praxis sind sensibler als jene ohne Qigong-Praxis. Hellsichtige oder hellfühlige Menschen sehen Feng Shui-Phänomene oder nehmen sie auf andere Weise wahr.

Wenn Sie meinen, dass Ihr Himmlisches Auge noch nicht geöffnet ist, jedoch wissen wollen, ob ein Yin-Feng Shui-Problem vorliegt, können Sie anhand der folgenden Kriterien eine erste Bewertung vornehmen:

- Sie können zu Hause nicht gut schlafen, haben oft Alpträume, oder Ihr Schlaf ist unruhig. Sie wachen nachts häufig auf und müssen mehrmals zur Toilette. Vielleicht schlafen Sie zu Hause besonders lange, während Sie auf Reisen oder bei Übernachtungen woanders mit viel weniger Schlaf auskommen und besser ausgeruht sind.
- Kinder schlafen nachts nicht fest und weinen. Sie sehen, hören und spüren die Yin-Wesen und möchten nicht alleine schlafen oder haben nachts Angst, zur Toilette zu gehen, so dass sie deswegen mitunter einnässen.

- Sie hören in der Nacht Schritte, Stimmen, ein Klopfen oder andere Geräusche. Sie spüren schwebende Schatten im Raum.
- Das Geschirr oder die Möbel wackeln, klirren oder geben Geräusche von sich, ohne dass die Gegenstände berührt worden sind.
- Sie fühlen sich zu Hause immer unruhig, ängstlich und frieren, oder Sie bleiben nicht gerne zu Hause. Mitunter fühlen Sie sich beobachtet. Die Familie zankt und streitet oft wegen Kleinigkeiten, aber außerhalb der Wohnung ist die Stimmung relativ entspannt.
- Nach einem Umzug hat sich der Gesundheitszustand der Familienangehörigen verschlechtert. Sie streiten mehr als früher. Zu Feierabend wollen Sie oder Ihre Angehörigen nicht gerne nach Hause kommen, oder Sie sind unbegreiflicherweise der Meinung, bei Ihnen zu Hause sei es schmutzig.
- Der Blutdruck erhöht sich plötzlich oder schwankt; der Herzrhythmus wird schneller.
- Nahrungsmittel verderben schnell, oder es breitet sich ein unerklärlicher, unangenehmer Geruch aus, oder es riecht nach Zigaretten, obwohl niemand geraucht hat und ähnliches.
- Ihr Haustier wird plötzlich unruhig, seine Stimmung schwankt, es wird aggressiver und zeigt ein ungewöhnliches Verhalten.
- Wenn ein Kompass auf den flachen Boden Ihrer Wohnung gelegt wird, braucht er längere Zeit, bis er aufhört zu schwingen.
- Bei elektrischen Haushaltsgeräten, Glühbirnen oder Handys tauchen häufig unerklärliche Probleme auf.

Himmel und Menschen entsprechen einander. Das Qi des Himmels, der Erde und der Menschen können einander beeinflussen. Wenn das Feng Shui eines Landes nicht gut ist, wird es oftmals von Naturkatastrophen heimgesucht, oder es gibt ungünstiges Wetter für den Ackerbau. Ebenso kann sich das moralische Niveau verschlechtern und die Kriminalitätsrate sich erhöhen.

Eine tugendhafte Familie kann, wenn sie in ein Haus mit ungünstigem Feng Shui einzieht, dessen Energien allmählich positiv verändern. Im entgegengesetzten Fall können Bewohner durch ihr negatives Sprechen, schlechtes Verhalten und bösartige Gedanken das Feng Shui des Hauses negativ beeinflussen. Wenn in einem Haus gar ein Mordfall geschehen ist, kann gutes Feng Shui zerstört werden. Wenn ein Haus »bösartig« ist - das heißt, wenn sich ein sehr bösartiges Yin-Lebewesen darin aufhält -, werden die positiven Energien der Bewohner gegenüber den heftigen negativen Energien nicht standhalten können, und der Familie wird unvermeidlich Unglück widerfahren. Wenn jedoch das persönliche, positive Qi stark genug ist, wird das Ausmaß einer Schädigung geringer sein.

Ich habe in China in einem Apartmentgebäude gewohnt, das in der Zeit der Kulturrevolution gebaut wurde. Früher stand hier ein Tempel. Da die Kulturrevolution die alte, traditionelle Kultur ausmerzen wollte, war der Tempel abgerissen und an dieser Stelle ein Wohnhaus gebaut worden.

Keiner konnte vorher damit rechnen, dass den Bewohnern nach dem Einzug verschiedene Arten von Unglück zustoßen würden. Wir hatten die Wohnungsnummer 212. Die Frau unter uns in der Wohnung 112 brachte sich nach einem Streit mit ihrem Mann um. Ihre beiden Söhne begingen mehrere Verbrechen. Sie kamen ins Gefängnis, flüchteten und begingen erneut Verbrechen. Die Tochter der Familie aus Wohnung 312 litt mit zwanzig Jahren an Schizophrenie und wurde in die Psychiatrie eingewiesen. Nach dem Auszug dieser Familie zog eine neue ein. Als deren Sohn zwanzig Jahre alt war, wurde er ebenfalls zum Verbrecher und bekam eine Gefängnisstrafe von zwanzig Jahren. Der kleine Sohn der Familie von Wohnung 412 ertrank mit zwölf Jahren beim Schwimmen. Einige der in diesem Haus geborenen Kinder hatten von Geburt an Krankheiten: Ein Kind hatte eine Augenkrankheit, ein anderes Nasenprobleme und ein weiteres eine Hasenscharte. Von all den Familien in diesem Hause ging es nur meiner Familie gut. Das hing mit meinen Eltern zusammen. Sie sind sehr lieb und warmherzig. Auch wenn sie nicht begütert waren, halfen sie anderen Menschen immer gerne. Wir vier Geschwister wurden ebenso erzogen. Die Nachbarn hatten einen positiven Eindruck von unserer Familie. Dies ist ein Beispiel dafür, dass die Stärke des eigenen, positiven Qi der beste Feng Shui-Schutz ist.

Das Yin-Feng Shui ist das energetische Feng Shui. Ein schlechtes Yin-Feng Shui kann schädlicher sein als ein schlechtes Yang-Feng Shui. Das Yin-Feng Shui können wir Menschen mit unseren physischen Augen nicht sehen. Deswegen ist es nicht so einfach herauszufinden, worin ein Problem begründet ist. Es reicht aber nicht aus, das Yin-Feng Shui nur zu »sehen«. Viel wichtiger ist die Fähigkeit, es regulieren und auflösen zu können. Wenn ein Meister das Feng Shui reguliert, sollte er besonders auf seine eigene Sicherheit achten und die richtigen Methoden anwenden. Wenn er seine Kraft überschätzt und die Regulierungsmethode nicht korrekt ist, kann er dadurch Schaden nehmen. Ein guter Feng Shui-Meister sollte nicht nur starke Fähigkeiten und außergewöhnliche Kräfte besitzen, sondern – weitaus wichtiger – rechtschaffen, tugendhaft und nicht auf Eigennutz bedacht sein.

Wenn wir eine Feng Shui-Regulierung durchführen, gehen wir individuell vor und richten uns nach den jeweiligen Bewohnern. Manchmal können wir ein Problem endgültig regulieren und auflösen, manchmal nur teilweise, und manchmal können wir auch nichts tun. Das hängt von der kosmischen Entscheidung ab, die uns mitgeteilt wird: Je nach der Rechtschaffenheit und Aufrichtigkeit in der Familie wird vom Universum entsprechend festgelegt, welche Form der Regulierung durchgeführt wird.

Störungen durch Wesen aus anderen Dimensionen

Das Universum besteht aus vielen Dimensionen, und in jeder von ihnen gibt es Lebewesen. Auf der Erde existieren Wesen von der ersten bis zur dritten Dimension. Alle Lebewesen der dreidimensionalen Welt haben eine Seele - ob Mensch, ob Pflanze oder Tier. Sie ist es, die als unsichtbarer Energiekörper den physischen Körper kontrolliert und ihm Gedanken und Lebenskraft verleiht.

Außerdem gibt es Lebewesen, die niederen bzw. höheren Dimensionen entstammen. Zu der vierten Dimension gehören solche Naturgeister wie Berg-, Fluss-, See- und Erdgeister. Indem wir Menschen immer mehr Natur zerstören, sodass beispielsweise Seen austrocknen oder Flüsse verschmutzt werden, verändern sich auch einige dieser Naturgeister und werden zu dunklen Wesen, die dann mit starker negativer Energie die Menschen stören können.

Es gibt noch mehr dieser negativen Wesen. In China nennen wir sie Yao Mo Gui Guai (Geistwesen mit negativer Energie). Es handelt sich dabei um verschiedene Geistwesen, die mit sehr starker negativer Energie Einfluss auf ihre Umwelt nehmen, um zu stören oder sich Energie zu stehlen. Vielen von ihnen ist gemeinsam, dass sie einst Lebewesen aus höheren Dimensionen waren, aber wegen ihres moralischen Niedergangs ihr Energieniveau nicht halten konnten, sodass sie auf die Ebene zwischen dritter und vierter Dimension herabfielen. Ihr Energieniveau ist dann niedrig und dunkel.

Alle diese Wesen - sowohl jene von der ersten bis zur dritten Dimension, als auch jene der Zwischendimension - können als negative Energiekörper andere Lebewesen besetzen oder in einiger Entfernung bei ihnen bleiben. Wenn das passiert, rufen sie durch ihre starke negative Energie schwere Informationskrankheiten bei den besetzten Individuen hervor.

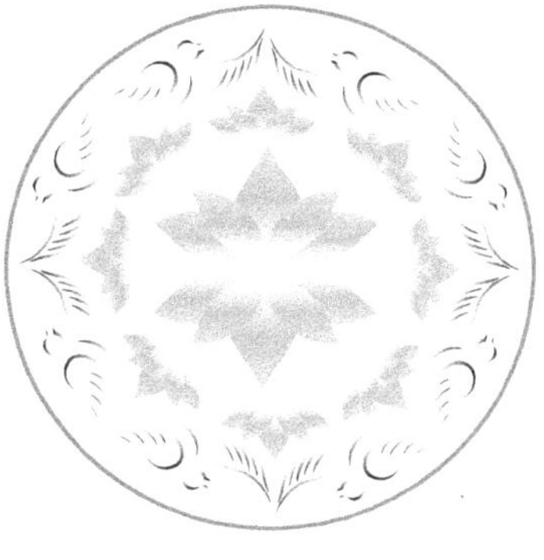

WER IST ANFÄLLIG FÜR SEELISCHE FREMDINFORMATIONEN?

Warum heftet sich eine seelische Fremdinformation an Person A und nicht an Person B? Eine Fremdseele kann auch mehrere Familienmitglieder stören, aber die Betroffenen in unterschiedlichem Maße beeinträchtigen.

Warum?

Die Gesundheit von Körper und Seele spiegelt sich im individuellen Energieniveau der Menschen. Es gibt Menschen mit einem starken Energiefeld, die voller positiver Energie und Lebenskraft sind und deren positive Ausstrahlung wie ein Schutzschild gegenüber den Fremdenergien wirkt. Die meisten Menschen haben jedoch Schwächen in ihrem Energiekörper. Diese können angeboren oder erworben sein und können vom Körper und von der Seele ausgehen.

Der energetische Zustand von Körper und Seele

Eines der bekanntesten Symbole der chinesischen Weisheitslehren ist das Yin Yang-Zeichen. Es stellt die zwei Seiten des Lebens dar: Energie und Materie. Zusammen bilden sie die Grundlage für das Leben in der dritten Dimension. Yin (schwarz) und Yang (weiß) bestehen nicht einfach nebeneinander, sondern sind miteinander verbunden. Inmitten der Yin-Materie öffnet sich ein heller Kanal zur Yang-Materie und andersherum ebenso. Neben unserem materiellen Körper haben wir Menschen auch einen Energiekörper (Yin-Körper). Wir Chinesen bezeichnen den Yin-Körper als Seele. Sie ist zwar unsichtbar für unsere Augen, aber genauso wichtig wie der materielle Körper. Ohne Yin ist der Yang-Körper totes Fleisch. Körper und Seele sind miteinander verbunden. Ein kranker oder schwacher Körper belastet unseren Energiekörper und wir können dann seelisch unausgeglichen oder gar krank werden. Umgekehrt beeinträchtigt die Energie unserer Emotionen und Gedanken sehr stark unsere körperliche Gesundheit. Wenn nur einer von beiden Körpern schwach oder krank ist, sind die Voraussetzungen zum Eindringen einer seelischen Fremdinformation bereits vorhanden.

Qi – die universelle Lebenskraft

Die Energie alles Lebendigen nennen wir Chinesen »Qi«. Qi ist die Kraft, aus der alles Leben hervorgeht. Letztendlich besteht alles aus Qi - aus Energie, wie es auch der große Physiker Albert Einstein Anfang des 20. Jahrhunderts feststellte. Im menschlichen Körper gibt es unterschiedliche Quellen von Qi, wobei vor allem zwischen dem angeborenen und dem erworbenen Qi unterschieden wird. Zusammen bestimmen sie die Stärke unseres Yang- sowie unseres Yin-Körpers.

Das angeborene Qi wird einerseits von den Bedingungen zum Zeitpunkt der Empfängnis bestimmt. Dies bezieht den Gesundheitszustand der Eltern, deren Emotionen sowie das Energiefeld am Ort zu der jeweiligen Zeit mit ein. Andererseits spielt die Stärke der eigenen Seelenenergie des Neugeborenen eine noch wichtigere Rolle. Sie wird von den Geschehnissen in dessen Vorleben bestimmt. Die eigene Seelenenergie bestimmt letztendlich den Ort und die Eltern, bei denen wir wiedergeboren werden.

Das erworbene Qi entspricht der Energie, die wir in unserer Lebenszeit aufnehmen. Die bekannten Energiequellen sind dabei unsere Nahrung und der Sauerstoff, den wir atmen. Viele Menschen im Westen wissen jedoch nicht, dass die größte Energiequelle das Universum ist. Bei Tian Gong bringen wir unseren Schülern bei, wie sie sich mit dem Universum verbinden können und durch Qigong sehr viel Energie aufnehmen können. Das Energieniveau wird dadurch angehoben, sodass bei vielen Menschen Selbstheilungsprozesse in Gang kommen. Aber das alleine reicht nicht bei jedem aus, um sowohl Körper und Seele zu ernähren. Das erworbene Qi wird nämlich auch durch die Gedanken, Worte und Handlungen der jeweiligen Person beeinflusst. Es gibt Menschen, die ihr Energieniveau nicht dauerhaft erhöhen können, da zum Beispiel negative Gedanken über sich selbst oder andere, emotionale Ausbrüche oder gar unmoralisches Verhalten die aufgenommene Energie dunkel, schwer und negativ werden lassen.

Qi kann sowohl positive als auch negative Qualitäten haben. Positives Qi entspricht positiver Energie. Im Hinblick auf die menschlichen Charaktereigenschaften bedeutet dies hilfsbereit, gerecht, liebevoll, tolerant, friedvoll und gesund zu sein und sich aktiv weiter zu entwickeln. Negatives Qi dagegen entspricht negativer Energie und beinhaltet, anderen oder sich selbst zu schaden, egoistisch, gewalttätig, böse, hasserfüllt, eifersüchtig, ärgerlich, panisch, ängstlich, depressiv, einsam oder passiv zu sein.

Genauso wie wir unsere Muskeln trainieren können und dadurch mehr Körperkraft bekommen, können wir unseren seelischen Energie-Körper trainieren und stärken. Wenn wir achtsam mit unseren Worten und Gedanken umgehen, bewusst positive Perspektiven suchen und unsere Kraft dafür einsetzen, den Menschen und unserer Umwelt zu helfen (siehe auch »Der Xiu Lian-Weg«, S. 164), wird unser Yin-Körper immer heller und reiner. Menschen, deren seelische Energie stark, hell und rein und deren Körper ebenfalls im guten Zustand ist, besitzen große Abwehrkräfte gegenüber seelischen Fremdinformationen; im gegenteiligen Fall ist ihre Abwehr schwach.

Seelische Fremdinformationen können sich Menschen mit starkem positivem Qi schwer nähern und weichen ihnen sogar aus. Dahingegen können sie Menschen mit schwachem positivem Qi bzw. mit starkem negativem Qi leicht erreichen.

Wenn zwischen einer Seele und einer Person noch starke Disharmonien stehen, die Person jedoch gesund und körperlich fit ist, kann die verletzte Seele ihr nur schwer direkt schaden. Manchmal geht sie dann zu jemandem in der Familie dieser Person, dessen energetischer Zustand schwach ist. Es kann sogar sein, dass er oder sie einer späteren Generation angehört und dem Verstorbenen vielleicht nie begegnet ist.

Die verletzenden Worte eines Großvaters schaden der Enkelin

Früh morgens am Neujahrstag 2003, ich schlief noch, klingelte mein Handy. Ich dachte: Da hat jemand sicherlich etwas Dringendes, dass er so früh anruft. Der Anrufer aus China war sehr aufgeregt und klang sehr besorgt: »Meisterin, bitte hilf unserer Min Min, sie liegt auf der Rettungsstation im Krankenhaus und öffnet seit drei Tagen die Augen nicht mehr. Ihr Puls ist auf 180, und sie schwebt in Lebensgefahr.«

Min Min war ein damals sechsjähriges Mädchen, das eigentlich immer sehr gesund gewesen war. Und jetzt hatte sie einen Puls von 180? Ich war selbst etwas schockiert. Das war mit Sicherheit keine Herzkrankheit. Ich befürchtete, dass die Störung von der Seele eines Verstorbenen kam. Es eilte sehr, deswegen rief ich Letian Shi Fu in den USA an und bat ihn, mir bei der Untersuchung zu helfen.

Tatsächlich sah ich die seelische Information eines Mannes beim Körper der Kleinen. Diese Seele stand aber mit dem Kind in keiner direkten Verbindung. Stattdessen war sie auf dessen Großvater böse. Doch warum?

Einige Tage zuvor hatte der Großvater mit Min Min eine Familie besucht. Der Großvater war kein schlechter Mensch, aber er hatte einen großen Fehler: Er beleidigte die Menschen häufig, bemerkte dabei aber nicht, wenn er die anderen mit seinen Worten verletzte. Der Ehemann der Gastgeberin war kurz zuvor verstorben, aber seine Seele war noch zu Hause und sah zu, wie Min Mins Großvater seine Frau ohne Respekt ansprach. Die Seele des Verstorbenen war darüber äußerst verärgert und wütend. Doch konnte er dem Großvater selbst nichts antun, da dieser kerngesund war. Deshalb wandte sich der verstorbene Ehemann der kleinen Min Min zu, wohl wissend, dass das Mädchen des Großvaters liebster Schatz war.

»Du beleidigst meine Frau, und das tut mir weh. Jetzt tue ich deiner Enkeltochter etwas an, und das wird deinem Herzen wehtun!«, gab die seelische Information des Mannes zu verstehen.

Nachdem wir die Ursache entdeckt hatten, riefen wir sogleich in China an und teilten dem Großvater alles mit. Er bestätigte, was wir herausgefunden hatten, bereute sein Verhalten und bat die Fremdseele um Vergebung. Eine halbe Stunde später bekam ich einen Anruf aus China: Min Min hatte die Augen geöffnet und gab zum Ausdruck, dass sie Hunger habe und endlich essen wolle.

Die Zunge ist wie ein Schwert – sie kann töten. Sobald wir das wirklich verstehen, müssen wir in der Zukunft noch mehr auf unsere Worte Acht geben. Min Mins Großvater hatte das Unglück durch seine üble Rede ausgelöst, wenn auch unbeabsichtigt. Wir sollten daraus lernen, niemals jemanden mit unseren Worten zu verletzen, indem wir einen Menschen zum Beispiel zu Unrecht beschuldigen, verleumden oder gegen ihn intrigieren. Denn mit solchem Verhalten rufen wir bei uns oder in unserer Familie nur verborgenes Unheil hervor.

Manche Seelen, die sich den Menschen, die ihnen geschadet haben, nicht sofort nähern können, da sie gesund und voller Energie sind, warten ab, bis der physische Körper schwächer wird oder sich im energetischen Körper Löcher bilden. Haben Menschen in ihrem Leben, als ihr Körper noch stark und fit war, etwas Schlimmes getan und dabei gedacht, sie könnten nicht belangt werden, so ist es sehr wahrscheinlich, dass sie – wenn sie älter werden und ihr Energiekörper schwächer geworden ist – nicht nur von einer einzelnen Seele heimgesucht werden, sondern von mehreren. Wenn dann Krankheiten auftreten, können sie sehr schmerzhaft und schwer zu heilen sein.

Wenn mehrere Seelen Verstrickungen mit einem Lebenden haben und der Mensch bereits eine Information in seinem Körper hat, warten die anderen, bis sie an der Reihe sind. Die Vergeltung kann in diesem oder einem späteren Leben kommen. Es gibt keine Vorsehung in diesem Sinne. Alles hängt vom Heranreifen der Bedingungen ab.

Was seelische Fremdinformationen anzieht

Wenn positive Gedanken, Worte und Taten unser Energieniveau erhöhen, ist es klar, dass negative Gewohnheiten das Gegenteil bewirken. In diesem Kapitel möchte ich darauf eingehen, was diese negativen Eigenschaften sind, die wir generell vermeiden sollen. In unserer modernen Gesellschaft ist es vielen Menschen nicht mehr klar, wie sie ein gutes Leben führen sollen und was das eigentlich heißt. Sie kennen nicht mehr das Gesetz des Tao – das Gesetz des Universums – und können in vielen Situationen des Lebens nicht zwischen richtig und falsch unterscheiden.

Manche Menschen sind der Meinung, solange sie nicht gegen Ländergesetze verstoßen, könne ihnen auch nichts passieren. Einige suchen nach Lücken in den Gesetzen, um anderen zu schaden und sich selbst dadurch Vorteile zu verschaffen. Wieder andere haben heimlich Schlimmes getan und denken, wenn es niemand entdeckt, können sie rechtlich auch nicht dafür zur Verantwortung gezogen werden. Doch ein chinesisches Sprichwort sagt, dass bereits »einen Meter über unseren Köpfen« die Götter zuschauen. Das menschliche Gesetz wird die Tat nicht bestrafen, aber das himmlische Gesetz wird es tun. Es ist deshalb äußerst wichtig, die Urteilskraft zu stärken, was man letztendlich durch die Verbindung mit dem Universum erreichen kann. Für diesen Zweck sind die täglichen Qigong-Übungen von unschätzbarem Wert.

Gewisse negative Eigenschaften schaden nicht nur uns selbst und unseren Mitmenschen, sie können auch seelische Fremdinformationen anziehen. Dies ist der Fall, wenn jemand in diesem Leben oder im Vorleben ein schweres Verbrechen begangen hat. Auch Egoismus, Unaufrichtigkeit, Unehrlichkeit, Aggressivität und Brutalität gehören dazu. Weiteres negatives Verhalten wie Drogenkonsum, Spielsucht, Alkoholmissbrauch, übermäßige sexuelle Begierde, unrechtmäßige sexuelle Beziehungen und spiritistische Spiele sind ebenfalls zu vermeiden.

Menschen mit unterschiedlichen Süchten können häufig von Fremdseelen gestört werden, die zu ihren Lebzeiten unter den gleichen Süchten litten. Waren Menschen zu ihren Lebzeiten nach einem bestimmten Stoff oder Zustand süchtig, so können die Seelen nach dem Tod oftmals nicht die Erde verlassen. Ihr Bedürfnis nach der Droge ist so groß, dass sie Orte und Menschen aufsuchen, bei denen dieses Bedürfnis befriedigt werden kann. So zieht zum Beispiel das Qi in Kasinos sehr leicht die Seelen Verstorbener an, die früher eine Neigung zum Glücksspiel hatten. Ist ein Kasino-Besucher in einem schwächeren physischen Zustand und sein Qi entsprechend schwach, kann es leicht geschehen, dass sich solche Fremdseelen an ihn heften. Wenn ein »Glücksspielgeist« einen Besucher besetzt und dessen Spielsucht das Herz des jeweiligen Menschen erreicht, wird die Entwöhnung von der Sucht entsprechend schwieriger – es sei denn, der Betroffene hat einen starken und festen Willen. Ebenso ist es bei Menschen mit Drogen-, Alkohol- oder Nikotinsucht. Wenn ein lebender Mensch von einer Seele besetzt wird, die während ihrer Lebzeit selbst Alkoholiker war oder viel rauchte, wird auch er gerne trinken oder rauchen.

Zu den Süchten zählt ebenso die Gier nach Sexualität. Die Seelen Verstorbener fürchten die Einsamkeit und haben Bedürfnisse wie wir Lebenden auch. Das sexuelle Verlangen ist da keine Ausnahme, insbesondere bei Seelen von Menschen, die im Jugendalter verstorben sind. So halten sich weibliche Seelen gerne bei jungen Männern auf, und die Seelen von männlichen Verstorbenen gern bei jungen Frauen aus unserer Yang-Welt.

In unserer Heimatstadt Wenzhou und in manchen anderen Orten Chinas gibt es noch die Sitte, für die Seele eines unverheiratet Verstorbenen einen Partner in der Yin-Welt zu suchen. Dies wird als

»Yin-Hochzeit« bezeichnet. Die einsame Seele des Verstorbenen soll nämlich in der Yin-Welt eine Familie gründen können und nicht aus Sehnsucht zu den Hinterbliebenen in die Yang-Welt zurückkommen und sie dadurch stören. Früher dachte ich, das sei Aberglaube, und ich habe solche Geschichten nicht ernst genommen. Heute meine ich, dass es Gründe dafür geben wird, wenn ein Volk sich solche Sitten bewahrt hat. Wenn dadurch wirklich die Einsamkeit einer verstorbenen Seele gemildert und mögliche Störungen der Lebenden vermieden werden, so hat dieser »Aberglaube« sein Gutes.

Wer ein zügelloses Sexualleben führt oder unrechtmäßige sexuelle Beziehungen eingeht, gibt einer Fremdseele mit starkem sexuellen Verlangen die Möglichkeit, sich bei ihm oder ihr leicht anzuheften. Daher sind Menschen, die fremdgehen oder zum Beispiel Dreieckbeziehungen führen, besonders gefährdet.

Genauso wichtig wie unser Handeln und Tun ist jedoch auch unser Charakter. Die negativen Charakterzüge verringern unser seelisches Energieniveau, und die Fremdseelen können sich leichter nähern. Dies ist der Fall bei Menschen, die engherzig und ständig unzufrieden sind. Auch Gier, Geiz oder Rechthaberei ziehen unsere Energie nach unten. Unter Menschen mit häufigen Stimmungsschwankungen leidet oft das gesamte Umfeld der Person. Doch am meisten leidet die Person selbst, die ihren Emotionen völlig hilflos ausgeliefert ist und so kaum positives Qi aufbauen kann.

ZUSAMMENGEFASST LÄSST SICH SAGEN: Ob ein Mensch von einer Fremdinformation gestört wird, hängt neben dem Zustand seines Energiekörpers auch von den eigenen Lebenserfahrungen, von seinem Charakter und von seiner moralischen Entwicklung ab.

Der Zustand unserer Seelenenergie (unseres Yin-Körpers) ist also abhängig von unseren Lebenserfahrungen, unserem Charakter und der moralischen Reife. Je nach dem Niveau der Seelenenergie kann es dann zu Störungen durch Fremdinformationen kommen.

Wenn der Körper zu schwach ist

Nachdem wir so viel über die Wichtigkeit des Verhaltens und der Tugend gesprochen haben, werden viele sicherlich fragen, warum dann liebevolle und hilfsbereite Menschen krank werden? Menschen, die nie jemandem geschadet haben. Bereits zu Beginn sprach ich von dem Gesetz des Karmas. Vielleicht haben diese Menschen im Vorleben »Schulden« gemacht und sie noch nicht komplett »zurückgezahlt«. Wenn die Energie unseres Körpers schwächer wird, wie es oft durch das Altern geschieht, können sich ebenfalls fremde Energien an uns heften. Nur sehr wenige Menschen in der heutigen Welt wissen, wie man Alterungsprozesse im Körper aufhalten oder sogar umkehren kann. Wir altern, unser physischer Körper wird schwächer und für Krankheiten anfälliger. Somit sind wir im Alter allen möglichen Krankheiten ausgesetzt. Dies gilt auch für die Informationskrankheiten.

Friedensnobelpreisträgerin Mutter Teresa litt in hohem Alter an Schlaflosigkeit und unerklärlichen körperlichen Symptomen. Darüber hinaus wies sie weitere Symptome für eine Fremdseelenstörung auf: Schwindel, einen trüben Blick, sie war verwirrt und zeigte merkwürdige Verhaltensweisen. Da die Mediziner keine Erklärung für ihre Schlafstörungen finden konnten, äußerte Erzbischof Albert

D'Souza den Verdacht, dass sie besessen sei. Mit ihrem Einverständnis führte ein Priester im Namen der Kirche eine Beschwörung durch. Nach dieser Zeremonie wurde sie wieder ruhig und friedvoll. Am 6. September 2001 berichtete sogar das BBC, dass Mutter Teresa im Alter von 87 Jahren eine exorzistische Austreibung erhalten habe.

Bischof D'Souza erklärte, dass diese halbstündige Zeremonie die Heiligsprechung Mutter Teresas in keiner Hinsicht in Frage stelle und dass Teresas Würde dadurch nicht geschmälert worden wäre. Das stimmt, denn treibt im Ozean ein toter Fisch, kann dieser die Großartigkeit des Ozeans nicht verletzen. Ozean bleibt Ozean. Die Menschen werden nicht weniger Respekt vor Mutter Teresa haben, weil sie in ihrem hohen Alter unter einer Informationskrankheit gelitten hat.

Es gibt eine weitere Möglichkeit, warum Menschen mit einem guten Herzen und einer großen Seele auch von Fremdseelen besetzt werden können. So etwas kann vorkommen, wenn sie zu viel körperliche Energie für die gute Arbeit verbrauchen, ohne selbst Übungen zu praktizieren, die ihnen Energie für Körper und Seele zurückgeben. Wenn jemand mehr Energie ausgibt, als er hat, und auch keine Techniken kennt, um die verbrauchte Kraft wieder aufzubauen, können allmählich Löcher in seinem Energiekörper entstehen. Unter diesen Umständen können selbst hochengagierte Menschen eine Fremdseelenstörung bekommen.

Die physische Energie wird auch durch manche ungesunde Gewohnheit wie Drogen- und Alkoholmissbrauch stark geschwächt, sodass seelische Fremdinformationen in den Körper eindringen können. Solche Fälle sind nicht selten. Viele Jugendliche experimentieren mit Drogen. Sie fühlen sich zu den erweiterten Bewusstseinszuständen hingezogen, die von den Drogen versprochen werden.

Doch Drogenkonsum betäubt das Nervensystem eines Menschen und verbraucht seine positive Energie. So entstehen energetische Löcher im Körper.

Das nächste Beispiel zeigt, wie eine extreme physische Energieschwäche zu einer schwerwiegenden Informationskrankheit geführt hat:

Im Jahr 2004 lernten wir fünf Fälle von jungen Leuten kennen, die mit der Diagnose Schizophrenie klinisch behandelt werden mussten. Unter ihnen war ein einundzwanzigjähriger junger Mann, an den sich mehrere Fremdseelen angeheftet hatten, sodass er seine Gedanken nicht mehr unter Kontrolle hatte. Er brachte jeden Tag viele Stunden auf der Straße zu, und wenn er nach Hause kam, begleiteten ihn etliche obdachlose Seelen, welche die Störungen verursachten. Er konnte sie selbst sehen. Schließlich wurde er in eine psychiatrische Klinik eingewiesen. Seine Krankheit hatte begonnen, als er mit seinen Schulfreunden aus Neugierde Drogen nahm, wodurch Löcher in seinem energetischen Körper entstanden waren. Als wir ihn fragten, wie die Fremdseelen in seinen Körper eingedrungen waren, antwortete er korrekt:

»Durch die Löcher in meinem Rücken sind sie gekommen.« Seine Antwort stimmte mit unseren Untersuchungsergebnissen überein.

Warum fühlen sich so viele junge Menschen von Drogen und Alkohol angezogen? Rüdiger Dahlke, ein bekannter deutscher Psychosomatiker, schrieb einmal, dass Sucht von Suche komme. Kleinere Kinder sind oft noch sehr verbunden mit sich. Sie spüren ihr Potenzial und ihre Aufgaben. Das äußert sich zum Beispiel in ihren idealistischen Berufswünschen. Im Laufe des Heranwachsens übernehmen die meisten jedoch nach und nach die Ideale ihrer Eltern und/oder der Gesellschaft. Sie verlieren sich und tauchen ein in den Strudel von »müssen, sollen und haben«.

Dann werden sie anfällig für Drogenerfahrungen aller Art, denn tief in sich drin spüren sie, dass das nicht alles sein kann, dass es einen tieferen Sinn geben muss. Alkohol und Drogen lassen sie damit – leider auf sehr ungesunde Weise – wieder in Kontakt kommen. Es ist daher wichtig für Eltern, Lehrer und für die gesamte Gesellschaft, den Kindern die seelische Seite des Lebens nicht vorzuenthalten, sondern ihnen Methoden beizubringen, wie sie in Kontakt mit ihrer Seele kommen können. Wenn sie Zugang zu ihrer inneren Stimme haben, sind sie stark gegenüber äußeren negativen Einflüssen.

Leiden als Hinweis oder Prüfung durch das Universum

Krankheiten und Leiden haben immer einen Grund. Auch wenn die Krankheit uns wegen unserer karmischen Schulden trifft, gibt sie uns gleichzeitig die Möglichkeit, uns selbst und unser Leben zu verändern. Die Krankheiten sind deswegen wichtige Lehrmeister, die wir ernst nehmen sollten.

Krankheit kann aber auch eine Prüfung für bestimmte Menschen sein, damit sie ihre wahre Aufgabe in diesem Leben entdecken. Möglicherweise haben diese Menschen ihre Aufgaben nicht verstanden oder sie haben vergessen, weswegen ihre Seele auf die Erde kam. Vielleicht sind sie auch im Laufe des Lebens von ihrem Weg abgekommen. Das Universum entsendet dann absichtlich eine seelische Fremdinformation, die sie erkranken lässt oder einen Unfall verursacht - mit dem Ziel, dass ihnen klarer wird, wo der richtige Weg ist und wie sie ihre Aufgabe zu erfüllen haben. Wenn sie diese Warnung verstehen und dann den rechten Weg gehen, wird die Krankheit umgehend verschwinden. Diese Menschen erlangen mit großer Wahrscheinlichkeit übersinnliche Fähigkeiten.

In China gibt es einige Qigong-Meister und spirituelle Lehrer, die selbst schwer krank waren und sogar um ihr Leben ringen mussten. Nachdem sie eines Tages plötzlich den Sinn der Krankheit verstanden und ihre Lebensaufgabe erkannt hatten, geschahen die Wunder: Die Krankheit löste sich in Nichts auf, und es entfalteten sich verborgene Fähigkeiten. Sie verabschiedeten sich von ihrem gewohnten Alltagsleben und begaben sich auf den Weg, um den Menschen und der Welt zu dienen.

Eine Tian Gong-Praktizierende aus Hangzhou in China beschrieb mir in einem Brief ein interessantes Erlebnis, das ihr gleich in der Anfangszeit ihrer Tian Gong-Übungspraxis widerfahren war:

»Ich war früher sehr schwer krank. Die Ärzte konnten die Ursachen nicht finden und die Therapien haben nicht geholfen. Dann wurde mir Tian Gong empfohlen. Nachdem ich die Tian Gong-Übungen gelernt und regelmäßig zu üben begonnen hatte, bin ich nicht nur in kurzer Zeit gesund geworden, sondern habe auch sehr bald die Fähigkeit des Himmlischen Auges bekommen.

Anfangs erschien mir immer ein hässlicher Geist vor dem Himmlischen Auge. Ich war sehr erschrocken. Ein paar Tage später erschien jedoch die Seele meiner verstorbenen Schwester, worüber ich mich sehr freute. Von allen Menschen habe ich meine Schwester am meisten geliebt. Seit ihrem Tod dachte ich häufig an sie. Jetzt konnte ich also im Qigong-Zustand meine Schwester sehen – das machte mich sehr glücklich und aufgeregt zugleich! Ihrer Seele schien es gut zu gehen.

Sie sprach mich sogar an. Aber was sie sagte, erschütterte mich bis ins Herz: ›Als du beim letzten Mal jenen schrecklichen Geist gesehen hast – das war auch meine Seele! Doch jetzt steht die wahre

Seele deiner Schwester vor dir. Du hast seit einigen Jahren unter schweren Krankheiten gelitten, die genauso schrecklich waren wie jener hässliche Geist. Weißt du, woher die schweren Krankheiten kamen? Von mir! Weil du in diesem Leben eine Aufgabe hast: Denn solange du körperlich gesund warst und keine Krankheit hattest, bist du den Xiu Lian-Weg nicht gegangen. Also bist du krank geworden. Wenn du aber den Xiu Lian-Weg nicht gehst, dann kannst du deine Aufgaben nicht erfüllen. Deswegen ließ ich dich zuerst krank werden und leiden. Aber ich ließ dich auch den Xiu Lian-Weg finden. Nun hat dich dieser Weg zu Tian Gong geführt. Deine Krankheiten sind geheilt, und dein Himmlisches Auge ist geöffnet. Du sollst dein Xiu Lian weiterentwickeln und deine Aufgaben erfüllen. Nun brauche ich mir keine Sorgen mehr zu machen.‹«

Ganz gleich, warum Informationskrankheiten über uns kommen, sie lehren uns viel mehr als nur die karmischen Wirkungen des Leidens zu ertragen. Ihre wahre Bedeutung liegt darin, uns anzuregen, die Prinzipien, nach denen wir leben, zu hinterfragen. Wir beleuchten unsere Verhaltensweisen uns selbst und anderen gegenüber. Sie lehren uns, den Sinn des Lebens zu verstehen, damit wir uns verändern, vervollkommnen und eine höhere Gesinnung erlangen.

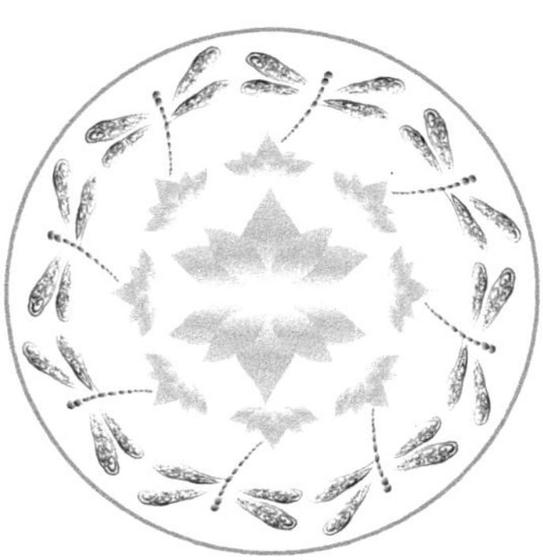

DIE SYMPTOME – VIELSCHICHTIG UND KOMPLEX

Die fremden Seelen können bei den lebenden Menschen eine Reihe von Störungen hervorrufen. Diese Störungen können sehr unterschiedliche Formen und Schweregrade annehmen – was wiederum mit der Ursache und der Art der Besetzung sowie der körperlichen Konstitution der Betroffenen zusammenhängt.

Informationskrankheiten werden durch seelische Disharmonien und Probleme verursacht. Da die Seele Träger von energetischen Informationswellen ist, sind die Besonderheiten der Informationskrankheiten auch energetischer Art. Das heißt, dass negative seelische Schwingungen den Körper derart belasten, dass Anordnung und Funktion der Moleküle in den Körperzellen durcheinander gebracht werden, sodass sich das körperliche Energiefeld und damit der physische oder psychische Zustand des Menschen verändert. In diesem Kapitel werde ich die Besonderheiten dieser Krankheiten und möglichen Symptome, die bei einer Informationskrankheit auftreten können, näher beleuchten.

Wenn die Fremdseele sich nähert

Fremdseelen können die Menschen auf unterschiedliche Weise und mit unterschiedlichem Schweregrad besetzen. Wenn ein Mensch einen starken Energie-Körper besitzt und die Fremdseele sich nicht an seinen Körper anheften bzw. in seinen Körper eindringen kann, muss die fremde Seele entweder wieder gehen oder sie zapft die Lebensenergie von der Ferne an. Halten die seelischen Informationen einen gewissen Abstand zu den Menschen, so ist das Ausmaß des schädlichen Einflusses geringer.

Die Besetzung kann sich entweder allmählich oder plötzlich vollziehen. Manche Fremdseelen nähern sich den Menschen langsam, sodass die Betroffenen es kaum merken. Andere heften sich ganz plötzlich an, wenn die richtigen Bedingungen dafür vorhanden sind. Bei so einer »Anheftung« fühlen manche Menschen einen plötzlichen Druck auf dem Körper, der von einer schweren, unerklärlichen Kraft herrührt, und sie können sich nicht mehr bewegen, obwohl ihr Kopf völlig klar ist. Ein paar Minuten später normalisiert sich das Körpergefühl wieder, aber die seelische Information hat sich bereits angeheftet. Die Anheftung kann auch mit starkem Kälte- und Panikgefühl einhergehen. Die Betroffenen erleben dann, wie sie plötzlich von einer eisigen Kälte befallen werden. Sie erschaudern oder beginnen zu zittern, sind voller Angst und Unruhe. Im schlimmsten Fall kann sogar eine kurzzeitige Ohnmacht auftreten.

Eine Studentin aus Paris berichtete folgendes: Als sie im Zug von Köln nach Berlin fuhr, sei sie plötzlich von einem »kalten Luftzug angegriffen« worden, sodass sie für kurze Zeit ohnmächtig wurde. Seitdem traten die Ohnmachtsanfälle zuerst im Abstand von einigen Monaten auf, dann monatlich, schließlich immer häufiger, bis sie einmal pro Woche ohnmächtig wurde.

Eine Fremdseele kann sich auch an einer bestimmten Körperstelle anheften. Dies hat zur Folge, dass sich die Qualität der Energie an diesem Körperteil verändert, was zu Schmerzen führen kann. Wenn zum Beispiel die seelische Information auf einer Seite des Kopfes verbleibt, wird sich nach längerer Zeit das Gesicht der Person verändern, oder es kann passieren, dass die linke und rechte Gesichtshälfte deutlich asymmetrisch werden.

Besonderheiten der Informationskrankheiten

Sobald die Fremdseelen mit Menschen in Berührung kommen oder sich ihnen nähern, werden sie bei ihnen Störungen hervorrufen. Diese Störungen werden durch die negativen Schwingungen, die von der Seele eines Verstorbenen ausgehen, verursacht und zeigen sich zunächst als Störung im Energiekörper des Betroffenen. Bevor eine pathologische Veränderung im Körper auftritt, ist es schwierig, diese Störung durch schulmedizinische Diagnoseverfahren nachzuweisen. Wenn die Störung hauptsächlich im seelischen und geistigen Bereich liegt, wird es problematisch, überhaupt eine Ursache zu finden.

Häufig klagen die Betroffenen, die an einer Informationskrankheit leiden, darüber, dass sie sich krank fühlen, dass jedoch die Ärzte auch nach mehreren Untersuchungen keinen Befund feststellen und somit keine Diagnose geben können. Da sie auf körperlicher Ebene nichts finden, wird von den Ärzten häufig vorgeschlagen, zu einem Psychotherapeuten zu gehen, da sie vermuten, dass hier psychische Ursachen vorliegen. Viele Teilnehmer unserer Kurse haben diesen Weg hinter sich, ohne dass ihre Probleme und Beschwerden gelöst werden konnten. Da in der naturwissenschaftlich ausgerichteten Medizin und Psychologie die Existenz der Seele in Frage gestellt wird, ist es für Ärzte und Psychologen leider nahezu unmöglich, den Ursachen für solche Beschwerden auf die Spur zu kommen und entsprechende Behandlungen vorzuschlagen. Erschwerend kommt außerdem hinzu, dass Informationskrankheiten äußerst vielfältige Symptome auslösen können. Es ist wichtig zu verstehen, dass ein Patient, der an einer Informationskrankheit leidet, nicht alle Symptome aufweisen muss. Bereits bei Vorhandensein von zwei oder drei der hier genannten Symptome kann davon ausgegangen werden, dass es sich um eine Fremdseelenstörung handelt.

Wie ich bereits im vorherigen Kapitel erklärte, ist die Wahrscheinlichkeit, dass die seelischen Fremdinformationen in den Körper eindringen können, geringer, wenn das Yang-Qi der Lebenden stark ist. Die Symptome der Betroffenen werden dann relativ leicht sein. Bei leichten Störungen - das heißt, wenn die Fremdseele zum Betroffenen etwas Abstand hält oder ihre Absicht nicht bösartig ist - wird man sich nur unwohl fühlen. Bei schwereren Fremdseelenbesetzungen können physische oder psychische Krankheiten auftreten. Häufig kommt es zu chronischen, schwer diagnostizierbaren und unheilbaren Erkrankungen. Weitere Anzeichen solcher Störungen sind Unfälle, Unglück in der Familie und Misserfolge in Ausbildung und Beruf.

Schwankende Beschwerden

Eine häufig vorkommende Besonderheit bei den Informationskrankheiten ist, dass Häufigkeit und Intensität der Beschwerden schwanken. Zum Beispiel können sich die Symptome je nach Stimmungslage, nach körperlich energetischer Verfassung der Betroffenen oder nach Jahres- oder Tageszeit ändern.

Eine Erklärung hierfür bietet die chinesische Theorie von Yin und Yang. Das Qi lässt sich immer in Yang und Yin unterteilen. Yang-Qi bezeichnet alle helle, aufsteigende, warme, positive und liebevolle Energie; Yin-Qi meint dagegen alle dunkle, absteigende, kalte, negative und egoistische Energie. Auch das Qi der Lebenden ist von Yang-Qualität. Seelische Fremdenergien dagegen gehören zu

Lebewesen mit einem negativen Energiekörper und Yin-Charakter. Sie sind daher empfindsam gegenüber Energien mit Yang-Charakter wie Tageslicht, Sonne und Wärme. Viele Menschen mit Besetzungen spüren deshalb, dass ihre Symptome tagsüber schwächer werden. Bei Sonnenschein und im Sommer können sie sogar ganz verschwinden. In der Nacht, bei Feuchtigkeit und während des Winters nehmen die Symptome wieder zu. Bei Menschen mit schweren Besetzungen kommt es auch vor, dass sie sich unbewusst in dunkle und kühle Räume zurückziehen. Im Extremfall reagieren sie selbst empfindlich auf Licht und Wärme.

Mehrfache Störungen

Eine Fremdseele kann einen einzigen lebenden Menschen stören, aber auch mehrere Menschen gleichzeitig beeinträchtigen, wie die folgende Begebenheit zeigt:

Zwei Brüder litten abwechselnd an Depressionen. Ging es dem älteren Bruder etwas besser, dann wollte der jüngere Suizid begehen. Letzterer quälte sich über zehn Tage mit Selbstmordgedanken, konnte sich aber schließlich beruhigen und davon ablassen. Anschließend wollte sich der ältere Bruder das Leben nehmen.

Wir bekommen oft Berichte von Seminarteilnehmern, deren störende seelische Informationen wir reguliert hatten. Darin erzählen sie, dass Familienmitglieder, die unter der Störung durch dieselbe Seele gelitten hatten und nicht beim Seminar anwesend waren, ebenfalls gesund geworden sind, und zwar fast in dem gleichen Moment, in dem die Fremdseele weggegangen ist.

Körperliche Veränderungen

Ein Hauptsymptom der Informationskrankheiten ist eine allgemeine Verschlechterung des Gesundheitszustandes. Wenn eine seelische Fremdinformation im menschlichen Körper verbleibt - und sei es auch nur für kurze Zeit -, wird ihre dunkle und kalte Energiequalität den Qi-Fluss beeinträchtigen oder einen Qi-Mangel bzw. eine Blockade verursachen. Über längere Zeit hinweg kann sich aus der Störung des energetischen Körpers allmählich eine Schädigung der physischen Organe entwickeln. Auf diese Weise entstehen pathologische Veränderungen, möglicherweise sogar ein Tumor.

In den folgenden Abschnitten werde ich die am häufigsten vorkommenden körperlichen Veränderungen erläutern.

Nieren-Qi-Mangel

Das Gefühl von Kälte und Frieren zusammen mit Müdigkeit ist bei Menschen mit Informationskrankheiten sehr verbreitet. Diese Menschen spüren eine innere Kälte, frieren leicht, und ihre Hände und Füße sind ständig kalt. In schlimmen Fällen haben sie sogar in heißen Sommern kalte Hände und Füße. Es kann sein, dass, obwohl sie die ganze Nacht hindurch schlafen, ihre Hände und Füße dennoch nicht warm werden.

Die Müdigkeit, die durch eine Fremdbesetzung entstehen kann, ist meist nicht wie eine normale Müdigkeit, die auftritt, weil man sich viel bewegt hat oder zu viel gearbeitet hat. Sie ist scheinbar grundlos. Bei vielen Betroffenen ist es so, dass sie unerklärlich und plötzlich eintritt. Genauso schlagartig, wie sie gekommen ist, kann sie auch wieder verschwinden.

Diese Symptome weisen alle auf einen eher allgemeinen Energiemangel hin. Der Energiemangel entsteht vor allem dadurch, dass die Fremdseelen mit oder ohne Absicht die Yang-Energie der Betroffenen verbrauchen, sodass deren Yang-Qi schwächer wird und ihr Yin-Qi zunimmt. Genauso wie die Lebenden brauchen die obdachlosen Seelen, die auf der Erde bleiben, Energie und bedienen sich daher oft bei den Lebenden. Meistens entziehen sie diese Energie aus ihren Nieren, denn die Nieren speichern die Lebensessenz. Aus diesem Grunde leiden die Betroffenen oft unter Nieren-Qi-Mangel, und die Nierenfunktionen lassen nach. Andere Symptome eines Nieren-Qi-Mangels bzw. einer -schwäche: rasche Erschöpfung und Schweißausbrüche, selbst bei geringsten Anlässen. Manche Menschen leiden auch unter Nachtschweiß und müssen mehrmals in der Nacht zur Toilette gehen. Weitere Symptome, die auf Nieren-Qi-Schwäche hinweisen, kann man in den Büchern über die Traditionelle Chinesische Medizin nachlesen. Die wichtigsten sind jedoch: Nieren- und Blasenbeschwerden, Gelenk- und Rückenschmerzen, Rheuma, Zahnprobleme, Haarausfall, Frauenkrankheiten, Prostata-Beschwerden, Schwerhörigkeit, Tinnitus, Diabetes, Ödeme, Störungen des Autoimmunsystems, Angst, Stress und Konzentrationsschwierigkeiten.

Änderungen des körperlichen Empfindens

Personen mit Besetzungen können emotional und körperlich schwerfällig werden. Ihr Schmerzempfinden kann reduziert oder völlig abhandengekommen sein. Das ist auch einer der Gründe, weswegen sie sich selbst verletzen oder sogar Suizid begehen können.

Eine Frau, die sich unter Zwang selbst verletzte, berichtete mir, dass sie überhaupt keinen Schmerz spüre, wenn sie sich mit einem Messer schnitt.

Manche Menschen bekommen plötzlich enorm starke Kräfte. Ich habe schon mehrere Klienten erlebt, die bei einem solchen Anfall die Kontrolle über sich verloren und nicht einmal von kräftigen, jungen Männern gebändigt werden konnten. Andere wiederum verlieren von einem Moment zum nächsten alle Kraft.

Hier ein Beispiel von einem Jungen, den ich vor vielen Jahren in China kennen lernte:

Er war elf Jahre alt und seit seiner Geburt behindert. Er konnte nur auf einem Fuß stehen, kaum sprechen und seine Wünsche nicht ausdrücken. Er konnte nicht alleine essen und nicht ohne Hilfe zur Toilette gehen. Viel erschütternder war jedoch sein seltsames Verhalten: Immer wieder stieß er seinen Kopf gegen scharfe Kanten an Tischen und Türen, sobald seine Familie einen Moment lang nicht auf ihn aufpasste. Stirn und Hinterkopf des Jungen waren ständig mit blutenden Wunden bedeckt. Obwohl er meist Tag und Nacht im Bett lag, sprang er manchmal plötzlich mit einem bösen Ausdruck in den Augen vom Bett auf, die kraftlosen Beine waren auf einmal sehr stark. Er lief dann auf seine Angehörigen zu und schlug sie. Es kam vor, dass er sogar den Vater grob an den Haaren zog. Seine Mutter hatte ihre Arbeit aufgegeben, um ihren Sohn zu pflegen. Sie war jeden Tag völlig erschöpft. Wenn sie einmal nicht Acht gab, kam es vor, dass sie von ihm geschlagen wurde.

Ein Ärztekonsilium hatte den Jungen untersucht, aber keine Diagnose stellen können. Schließlich ordneten sie seine Erkrankung in die Kategorie »Angeborene Gehirnnervenlähmung« ein. Die Eltern ließen ihren Sohn daraufhin in einer Fachklinik behandeln. Die Therapie zeigte jedoch keinerlei Wirkung. Die Ärzte meinten, Kinder mit einem solchen Krankheitsbild hätten meist kein »Licht in den Augen«, die Hände und Füße seien kraftlos. Aber dieser Junge hatte häufig böse blickende Augen, sodass sogar die Ärzte manchmal Angst vor ihm bekamen. Die Eltern mussten ihren Sohn wieder mit nach Hause nehmen.

Ich habe den Jungen besucht und fand heraus, dass er unter einer seelischen Fremdinformation litt und zwar unter einer schlimmen, rachsüchtigen Information. Nach einigen Regulierungen verbesserte sich die Krankheit des Jungen etwas. Es passierte nur noch sehr selten, dass er seinen Kopf aufschlug; seine Stimmung wurde auch ruhiger und sanfter. Während der Regulierungsarbeit hatte seine fünfjährige Schwester mit uns gemeinsam Tian Gong-Übungen gemacht. Sie entwickelte die übersinnliche Fähigkeit, Yin-Lebewesen zu sehen. Einmal war sie in der Küche und sah, wie ein Lebewesen blitzschnell in das Zimmer ihres Bruders huschte. Sie rief sofort die Mutter: »Es kommt wieder!« Beide liefen schnell ins Zimmer, wo der Junge bereits wach geworden war und sich wieder gegen einen harten Gegenstand stieß. Seine Augen schauten böse. Mit meinen damaligen Kräften war es mir jedoch noch nicht möglich, die rachsüchtige seelische Information ganz zum Weggehen zu bewegen.

Körperliche Funktionsstörungen

Wenn sich die Seele eines Verstorbenen rächen will oder wenn sie auch nur lange Zeit bei einem Menschen bleibt, wird seine physische Gesundheit Schaden nehmen. Im schlimmsten Fall können pathologische Veränderungen wie Funktionsstörungen, Schwellungen, Zysten, Myome, Tumore, Rheuma und Thrombosen entstehen.

Wenn die seelische Information eines Verstorbenen, der während seines Lebens schwer krank war, bei einem Menschen verbleibt, werden die Symptome der Krankheit nach und nach auf den Lebenden übergehen.

In einem Tian Gong-Seminar sahen wir bei einem Teilnehmer die seelische Information seines verstorbenen Vaters, die hinter ihm stand. Der Vater war an einer Herzkrankheit gestorben. Hieraus folgerten wir, dass der Teilnehmer ebenfalls Herzbeschwerden haben könnte. Er bejahte dies und berichtete, seine Familie meine, er sähe auch im Gesicht dem Vater immer ähnlicher.

Schmerzen

Viele der von Informationskrankheiten Betroffenen leiden an Schmerzen, die manchmal jahrelang anhalten und oft nicht erklärbar sind. Auch die Ärzte finden keine Ursache für die Schmerzen, die wandernd sein oder immer an der gleichen Körperstelle auftreten können. Manchmal beschreiben die Menschen den Schmerz als tieferliegend und haben das Gefühl, die Energie könne an dieser

Stelle nicht richtig hindurchfließen. Unserer Erfahrung nach leiden meist die Menschen, die von Seelen verstorbener Tiere oder Pflanzen besetzt sind, unter solchen andauernden Schmerzen.

Häufig treten die Schmerzen dort auf, wo sich die seelische Information im menschlichen Körper aufhält oder an ihn geheftet hat. Dies lässt sich durch die energetischen Änderungen erklären: An dieser Stelle verringert sich die Qualität der Energie, was zu Schmerzen führen kann. Wie bereits erwähnt, besteht die seelische Fremdinformation aus Yin-Energie. Das Yin-Qi kann fließen oder sich sammeln. So können bei fließendem Yin-Qi wandernde Schmerzen entstehen. Wir haben beobachtetet, dass dies besonders bei tierischen Seelen vorkommt, da Tiere sehr unruhig sind und nicht an einer Stelle im Körper bleiben. Bei stagnierendem Yin-Qi kommen dagegen drückende, stechende, brennende oder stumpfe Schmerzen vor.

Bluthochdruck

Wenn sich die seelische Information am Kopf eines Menschen anheftet, kann dies zu einem plötzlichen Anstieg des Blutdrucks führen, verbunden mit Panikattacken, Unruhe, Kälteschauern und Schweißausbrüchen. Höchstwerte von über 200 mmHg sind dann nicht ungewöhnlich. Manche Menschen haben tagsüber einen normalen Blutdruck, der jedoch abends scheinbar grundlos ansteigt. Andere haben dauerhaft erhöhten Blutdruck. Ein Großteil der Betroffenen ist unruhig, leicht reizbar und verliert schnell die Kontrolle. Bei dem von seelischen Fremdinformationen verursachten Bluthochdruck können Arzneimittel wenig ausrichten.

Hormonstörungen

Wenn Menschen von seelischen Informationen des jeweils anderen Geschlechts besetzt werden, können Beeinträchtigungen ihres Geschlechtslebens auftreten. Zum Beispiel kann der Geschlechtstrieb nachlassen oder ganz versiegen. Mitunter lehnen die betroffenen Menschen aber auch ein normales Sexualleben ab. Andere haben zum Beispiel starke Bedürfnisse nach Sexualität oder träumen häufig von sexuellen Erlebnissen.

Wenn eine Frau von einer männlichen seelischen Information besetzt wird, wird oftmals nach längerer Zeit ihre Periode unregelmäßig, die weiblichen Hormone nehmen ab, die Periode setzt aus, oder es erhöhen sich die männlichen Hormone, sodass bei der Frau verstärkt männliche Geschlechtseigenschaften auftreten können. Dementsprechend kann ein männlicher Betroffener ebenfalls Probleme bekommen, wenn er von einer weiblichen seelischen Information besetzt wird.

Partnerbeziehungen werden dadurch sehr beeinträchtigt. Wenn eine weibliche Fremdseele beispielsweise einen Mann besetzt hat, hat sie oft den Wunsch nach männlichen Sexualpartnern, was zu gleichgeschlechtlichen Sexualkontakten des betroffenen Mannes führen kann. Hat er eine Partnerin, wird diese als Konkurrentin wahrgenommen und gerät ins Abseits. Das Gleiche gilt für Frauen mit männlichen Besetzungen.

Hat die fremde Seele das gleiche Geschlecht wie der Betroffene und er oder sie lebt bereits in einer Beziehung, kann dies dazu führen, dass der besetzte Partner anfängt fremdzugehen. Wenn der Betroffene alleine lebt, fällt es ihm oft schwer, einen Partner zu finden bzw. eine dauerhafte Beziehung aufrechtzuerhalten, weil er häufig grundlos die Beziehung abbricht, obwohl er dies später bereut. Dies wiederholt sich dann bei der nächsten Beziehung. Die Betroffenen leiden oft sehr unter diesen Widersprüchen, in die sie sich immer wieder verstricken.

In einigen alten chinesischen Büchern wird von einem weiteren Phänomen berichtet. So können die Seelen Verstorbener, die sich auf einer niedrigeren Energiestufe befinden, durch sexuelle Erlebnisse mit den Lebenden ihre Energien auffüllen. Die betroffenen Menschen haben dann oftmals sehr lebhafte sexuelle Träume mit Personen, die sie nicht kennen. Der Gesundheitszustand der Lebenden wird dadurch jedoch von Tag zu Tag schlechter. Ihr Nieren-Qi wird schwächer, die Nierenfunktionen lassen allmählich nach, und der Hormonspiegel kommt durcheinander oder schwankt, sodass sie leicht unter Frauen- oder Männerkrankheiten leiden können. Die Betroffenen haben im Alltag kein sexuelles Interesse mehr an ihrem Partner.

Eine Frau beklagte sich bei uns darüber, dass sie und ihr Mann kein Liebesleben mehr hätten, obwohl sie sich liebten. Sie schliefen nebeneinander im Bett, doch ihr Mann hätte sie seit mehr als zehn Jahren nicht mehr berührt. Das war für sie so unerträglich, dass sie sich mehrmals sogar scheiden lassen wollte. Ihr Mann äußerte, dass er sie liebe und bat sie, ihn nicht zu verlassen. Doch die Kinder waren inzwischen erwachsen, und sie wollte sich von ihrem Mann trennen. Sie hatte von der Möglichkeit der Regulierung der Informationskrankheiten gehört und kam zu uns mit der Bitte, ihnen zu helfen. Meisterin Tianping fand bei ihrem Ehemann heraus, dass er tatsächlich von einer weiblichen seelischen Information besetzt war. Nachts hatte er häufig sexuelle Träume mit dieser Fremdseele. Wir haben die seelische Information, die den Ehemann besetzt hatte, aus der Entfernung gebeten zu gehen. Als die Frau nach dem

Seminar nach Hause kam, öffnete der Mann ihr die Tür und hat sie seit über zehn Jahren zum ersten Mal herzlich umarmt. Zwei Monate später kam sie zu uns und bedankte sich sehr: Seitdem die seelische Information weggegangen war, seien sie glücklich miteinander wie ein frisch verheiratetes Ehepaar, und sie hätten eine »Hochzeitsreise« gemacht.

Wenn die sich anheftende seelische Information vom jeweils anderen Geschlecht stammt, kann es möglicherweise auch zu einer Änderung der Orientierung des Geschlechts beim Betroffenen kommen. Oft ändern sich in diesem Zusammenhang Vorlieben und Geschmack hinsichtlich der Kleidung, mitunter auch sekundäre körperliche Geschlechtsmerkmale. Wir haben zum Beispiel bei manchen weiblichen Personen einen männlichen Schatten gesehen. Diese Frauen kleideten sich männlicher, und die Haare waren so kurz geschnitten wie bei einem Mann. Die Hormone haben sich in manchen Fällen sogar derart geändert, dass der Kehlkopf dicker wurde. Eine Menstruationspause war eingetreten, und auch das Verhalten wurde männlicher. Bei Männern ist es dagegen genau umgekehrt: Sie bevorzugten dann eher feminine Kleidung und verhielten sich »weiblich«; auch ihre Stimme klang wie die einer Frau. Wenn man diese Menschen nicht persönlich kennt, kann es manchmal schwierig sein, ihr Geschlecht zu bestimmen.

Schlafstörungen und abnorme Träume

Die Seele der Lebenden ist am Tage wach und kräftig; in der Nacht ist sie schwächer und ruht sich aus. Bei der seelischen Information ist es genau umgekehrt: Während das Yang-Qi der Natur am Tage stark ist, ist die seelische Energie der Verstorbenen schwach. Ist in der Nacht das Yin-Qi stark, werden die Fremdseelen dagegen stärker, aktiver und wacher.

Wenn sich eine seelische Information einer Person angeheftet hat oder sich ihr nähert, dann trägt diese Person zwei Seelen in ihrem Körper, die Tag und Nacht gleichsam »Schichtdienst« machen. Die betroffenen Personen können in der Nacht entweder nicht schlafen, oder sie werden häufig wach. Trotzdem sind sie tagsüber nicht besonders müde. Wenn die Seele eines Verstorbenen von einem Menschen stammt, der vor seinem Tode schwach, krank oder alt gewesen ist, kann es allerdings passieren, dass der Besetzte sowohl tagsüber als auch nachts schläfrig ist, sodass er über zehn Stunden schlafen muss und dies immer noch nicht ausreicht. Er ist häufig müde, hat wenig Kraft, will nichts tun, und sein Kopf befindet sich oft wie in einem Dämmerzustand.

Menschen mit seelischen Informationen können viel träumen und das, wovon sie träumen, ist für sie meist belastend. Es kann sich um wiederkehrende Träume oder Albträume handeln, in denen sie zum Beispiel verfolgt werden. Andere träumen von verstorbenen Verwandten bzw. Freunden oder von sexuellen Erlebnissen. Es kann auch sein, dass die Träume sehr dunkel sind.

Veränderungen des Aussehens

Häufig sehen Menschen, die unter Informationskrankheiten leiden, sehr blass aus. Man hat den Eindruck, es fehle ihnen einfach an Farbe im Gesicht. Auch ihr Gesichtsausdruck kann sich verändern.

Ein blasses Gesicht bekommen die Besetzten meist nur dann, wenn die seelische Information einen bösen und aggressiven Charakter hat oder ihr Yin-Qi besonders stark ist, aber auch wenn sich eine harmlose Fremdseele bereits seit längerer Zeit bei dem Betroffenen befindet.

Bei Menschen, die unter schwereren Informationskrankheiten leiden, kann man beobachten, dass sich ihr Blick oder ihre Stimme häufig verändert als hätte man zwei verschiedene Personen vor sich. Jedes Mal, wenn sich ihr Blick verändert, wird zugleich der Gesichtsausdruck sonderbar und wirkt befremdlich. Wenn es sich um eine hasserfüllte seelische Information handelt, können die Blicke der Besetzten plötzlich böse und aggressiv werden.

Psychische Veränderungen

Eine Informationskrankheit beeinträchtigt außerdem unser Denken und Fühlen. Zum Beispiel bewirken die Störungen bei vielen Betroffenen eine Veränderung ihrer Gefühlswelt. Charakter und Vorlieben werden ungewöhnlich, die Gedanken ungeordnet, die Stimmung wird depressiv und Suizidgedanken können auftreten. Gedanken und Verhalten dieser Menschen werden von der Fremdseele kontrolliert. Sie können bei einem Unfall verletzt werden oder gar verunglücken. Wenn die Seele auf solche Weise beeinträchtigt ist, wird auch der physische Körper unvermeidlich in Mitleidenschaft gezogen.

Wenn die Lebenden durch die Gedanken von Verstorbenen gestört werden, können sich die Gedanken der Betroffenen oft schnell verändern und sich widersprechen. Es fällt den Besetzten dann schwer, Entscheidungen zu treffen, und sie sind psychisch instabil.

Ein junger Mann war traurig und besorgt wegen der Beziehung zu seiner Mutter. Als er noch ein Kind war, verliebte sich seine Mutter in einen anderen Mann und ließ sich scheiden. Der Vater des Jungen wurde daraufhin stark depressiv und verstarb bald. Das lag über zwanzig Jahre zurück. Inzwischen war er ein erwachsener Mann geworden, hatte selbst Erfahrungen in seinen Liebesbeziehungen gewonnen und der Mutter im Grunde seines Herzens schon längst verziehen. Aber jedes Mal, wenn er sie besuchte, war er ohne Anlass ärgerlich auf sie und voller Wut. Er konnte seine Emotionen nur schwer kontrollieren. Die alte Mutter war seine einzige Angehörige. Er wollte sie nicht verletzen, doch jedes Mal war er aufs Neue unfähig, seine Emotionen zu beherrschen. Hinterher bereute er dies sehr, doch beim nächsten Besuch wiederholte sich das Ganze. Der junge Mann war hilflos und wusste nicht, was er tun sollte.

Wir haben mit dem Himmlischen Auge gesehen, dass bei ihm die Seele seines verstorbenen Vaters war, der seiner Frau noch nicht vergeben hatte. Wenn sich die Seele dem Sohn näherte, wurden der Hass und der Ärger des Vaters durch ihn auf die Mutter gelenkt. Wenn die Seele sich dagegen etwas von ihm entfernte, konnte der Sohn seiner Mutter wieder verzeihen. Dies wiederholte sich so oft, dass er sich permanent in einem inneren Widerspruch befand.

Ein anderer junger Mann war hin- und hergerissen, ob er an unserem Seminar teilnehmen solle oder nicht. Er hatte gehört, dass Tian Gong den Menschen mit solchen Problemen wie den seinen sehr gut helfen könne und hatte auch den starken Wunsch, sich durch die Tian Gong-Übungen selbst zu verändern. Andererseits fürchtete er, die Übungen nicht erlernen zu und daher keinen Erfolg haben zu können. Außerdem hatte er noch viele Fragen und Zweifel. Gequält erzählte er uns, egal, worum es ginge, sei es für ihn sehr schwer, eine Entscheidung zu treffen. Wenn er zum Beispiel ein Glas Honig im Supermarkt kaufe, brauche er oft eine halbe Stunde, um zu überlegen, welche Sorte er nehmen solle.

Zwei Minuten vor Beginn des Seminars verließ er den Raum leider wieder und kehrte nicht mehr zurück.

Infolge der Einwirkungen durch seelische Fremdinformationen kann die Stimmung der Betroffenen sogar größeren Schwankungen unterliegen. Manchmal können ohne ersichtlichen Grund plötzlich Panikattacken, Traurigkeit, Unruhe, Depressionen oder Sozialphobien auftreten. Auch Zwangshandlungen wie Putzwahn gehören in dieses Spektrum der Störungen.

Im extremen Fällen kann eine seelische Fremdinformation die Person dazu bringen, sich selbst zu verletzen oder Selbstmord zu begehen. Eine der Regionen mit der höchsten Suizidrate der Welt ist das materiell hoch entwickelte Nordeuropa. Das hängt unter anderem damit zusammen, dass dort lange Winter mit langen, dunklen Nächten herrschen, wodurch ein Yang-Qi-Mangel entsteht und das Risiko einer Informationskrankheit erhöht ist.

Eine Frau von Anfang zwanzig Jahren aus Berlin hatte eine qualifizierte Ausbildung und stammte aus einer wohlhabenden Familie. Alle paar Tage schnitt sie sich mit einem Messer in Handgelenke und Arme. Nachdem die Arme mit Narben übersät waren, ging sie dazu über, sich in die Beine zu schneiden. Sie hatte fast hundert Schnittwunden am ganzen Körper. Immer dann, wenn sie den Anweisungen der seelischen Fremdinformation nicht folgte, kam sie nicht zur Ruhe. Erst wenn sie sich wieder verletzt hatte, kehrte für einige Zeit Ruhe ein.

Änderungen der Vorlieben, der Gewohnheiten und des Charakters

Wenn eine Person über einen längeren Zeitraum von einer seelischen Information besetzt ist – untrennbar wie der Körper und sein Schatten –, können sich die Vorlieben, der Geschmack, die Gewohnheiten und der Charakter des Verstorbenen unmerklich auf die besetzte Person übertragen und sie verändern. Anders als zuvor beginnt diese Person dann vielleicht einen einseitigen Appetit zu entwickeln, Alkohol und Kaffee zu trinken oder zu rauchen. Mit der Zeit kann sich daraus eine Sucht entwickeln. Drogen-, Spiel-, Kauf- und Sammelsüchte lassen sich ebenfalls hiermit erklären. Manchmal wählt die besetzte Person auch nur eine andere Art der Kleidung, der Farben oder trägt eine neue Frisur.

So erging es auch der Tian Gong-Praktizierenden Claudia aus Berlin: Nachdem sie in eine neue Wohnung umgezogen war, fing sie an, unmäßig viel Alkohol zu trinken. Eigentlich wollte sie nicht trinken, konnte es aber nicht kontrollieren.

Zuerst versuchte ich, sie mit einer normalen Energieübertragung zu regulieren. Mit dieser Methode habe ich vielen Menschen geholfen, sich von verschiedenen Süchten und ungesunden Gewohnheiten zu trennen. Aber diese Methode wirkte bei ihr nicht. Nur einen einzigen Tag konnte sie auf Alkohol verzichten. Mir war klar geworden, dass diese Störung von einer seelischen Fremdinformation verursacht wurde. Mit dem Himmlischen Auge habe ich dann tatsächlich gesehen, dass hinter ihr ein schwarzer Schatten stand – die seelische Information eines Alkoholikers. Er war derjenige, der trinken wollte. Zuerst habe ich mich mit ihm in Gedanken unterhalten und wünschte, dass er Claudia verlassen möge. Dann bat ich das Universum, die Seele des Verstorbenen zu regulieren. Seitdem trinkt Claudia kaum noch Alkohol.

In einem anderen Fall litt eine Frau aus Bremen an Esssucht. Sie hatte bereits Übergewicht. Auch wenn sie keinen Hunger habe, müsse sie ständig essen und könne es überhaupt nicht kontrollieren, erklärte sie uns. Wir untersuchten die Ursache und fanden heraus, dass die Seele ihrer verstorbenen Großmutter bei ihr war. Diese hatte zu ihren Lebzeiten eine Hungersnot erlebt und machte sich später immer wieder Sorgen, nicht satt zu werden, weswegen sie ständig etwas essen musste. Die Frau bestätigte, dass ihre Großmutter während des Zweiten Weltkrieges Hunger gelitten hatte. Nach dem Krieg fing sie an, sehr viel zu essen, auch ohne Hunger zu haben. Die Bedürfnisse der seelischen Information waren auf die Enkelin übergegangen, sodass diese immerzu essen musste. Wir baten das Universum um Hilfe, die Seele der verstorbenen Großmutter zu bitten, fortzugehen und hofften, dass die Enkelin Bi Gu bekommen könne. Noch am selben Tag bekam sie die Bi Gu-Energie, und einen Tag später erzählte sie uns freudestrahlend, dass sie seitdem keinen Gedanken mehr ans Essen gehabt hatte – und sie war wach und fit.

Auch der Charakter eines Menschen kann sich durch seelische Fremdinformationen verändern. Wenn zum Beispiel ein optimistischer Mensch von der Information einer depressiven Seele besetzt wird, kann es passieren, dass er mit der Zeit ebenfalls depressiv wird.

In Spanien lernten wir den folgenden Fall einer auffälligen Charakterveränderung kennen:

Ursula, eine Tian Gong-Praktizierende aus Spanien, war eine optimistische, aufgeschlossene und humorvolle Frau. Alle mochten sie, doch seit Dezember 2004 wurde es schwierig, mit ihr umzugehen. Da sie krank war, haben sich die Menschen in ihrer Umgebung viel um sie gekümmert. Doch Ursula begann, sie auf eine bestimmte Art »schief« anzusehen, unfreundlich und unhöflich zu werden. Sie beleidigte die anderen dermaßen, dass einige Angst vor ihr bekamen und keinen näheren Kontakt mehr zu ihr wollten.

Wir führten eine Untersuchung mit dem Himmlischen Auge für sie durch und fanden die Seele eines Mannes, der hinter ihr stand. Es war die Seele eines verstorbenen Familienmitglieds: groß, gut aussehend und stolz, und er sah die anderen genauso »schief« an. Ursula bestätigte, einen Onkel gehabt zu haben, wie wir ihn mit dem Himmlischen Auge gesehen hatten: ein arroganter Mann, der die Menschen durch seine Worte oft verletzt hatte. Ursula erinnerte sich, dass sie eines Nachts im November 2004 plötzlich wach wurde, weil sie spürte, wie ein kalter Wind ins Zimmer eingedrungen war. Sie hatte damals sofort eine Gänsehaut bekommen. Im Nachhinein erfuhr sie, dass ihr Onkel in dieser Nacht verstorben war. Ursulas Bekannte und Freunde bemerkten ab diesem Zeitpunkt ihre charakterliche Veränderung.

Unfälle im Alltag

Fremdseelenstörungen können nicht nur die Betroffenen krank machen, sondern auch Unfälle im Alltag verursachen. Ganz konkret äußert dies sich entweder dadurch, dass die Fremdseele ihren »Wirt« in gefährliche Situationen bringt oder die Fremdseele die Kontrolle über den physischen Körper des Besetzten übernimmt, wie im folgenden Beispiel:

Frau Su berichtete uns von einem schweren Autounfall, den sie selbst erlebt hatte. Sie fuhr auf der Autobahn und merkte plötzlich, dass ihre Hände keine Gewalt mehr über das Lenkrad hatten. Es war, als ob eine andere Person das Fahrzeug steuern würde. In voller Fahrt rammte sie nacheinander drei Autos.

Wir sahen mit unserem Himmlischen Auge folgendes Bild: Eine Fremdseele wollte sich rächen und sie töten. Zum Glück hatte Frau Su vorher bereits Xiu Lian praktiziert und besaß so viel positive Energie, dass sie Widerstand leisten konnte. Obwohl das neue Auto nur noch ein Haufen Schrott war, blieben Frau Su und alle Insassen der anderen Autos unverletzt.

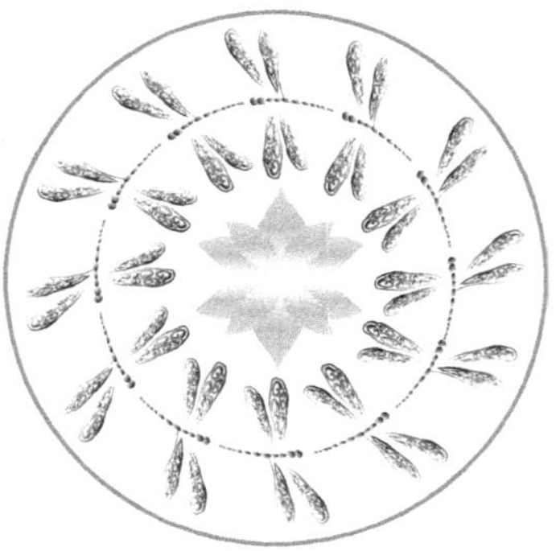

REGULIERUNG DER FREMDSEELEN BEI TIAN AI QIGONG

Um Krankheiten ausheilen zu können, muss deren Ursache herausgefunden und behandelt werden. Wenn die Ursache im physischen Körper liegt und die Zellen aus ihrer Ordnung geraten sind, sodass sich die Qualität gewisser Zellbestandteile verändert hat, dann kann dies durch die Schulmedizin und durch alternative Medizin behandelt werden. Aber die durch energetische Fremdinformationen entstandenen Beschwerden müssen letztendlich überwiegend mit energetischen bzw. geistigen Methoden behandelt werden. Medikamente werden häufig nicht ausreichen oder keine endgültige Heilung herbeiführen. Wenn eine Krankheit oder Depression von einer Informationskrankheit verursacht ist, muss die Fremdseele reguliert und Abschied genommen werden, damit ihre energetischen Schwingungen den Betroffenen nicht mehr beeinträchtigen. Sicherlich sind Arzneimittel oder Operationen eine Lösung für leichtere Informationskrankheiten. Wenn allerdings die seelische Fremdinformation den Patienten nicht verlässt, kann der Patient leicht einen Rückfall erleiden oder es treten an der Stelle andere Symptome oder Beschwerden auf.

Aus diesem Grund war die Regulierung von Fremdseelen bereits von Anfang an eine wichtige Arbeit von Tian Gong, denn wir erkannten, dass das Ablösen der Besetzungen der erste Schritt auf dem Weg zu nachhaltiger Heilung und Entwicklung ist.

»Das Glück war so tief und für den Verstand so unfassbar.«

Eine Teilnehmerin berichtet: Ich war nie ein emotionaler Mensch gewesen, eher sehr ruhig und still. Seit ich angefangen hatte, Qigong zu praktizieren, erwachte in mir jedoch eine unberechenbare Wut, die sich sehr leicht auf unkontrollierte Weise gegenüber meiner Familie entlud.

Als sich die Möglichkeit ergab, sprach ich Meisterin Tianying darauf an. Sie ging zunächst alle meine früheren Erkrankungen und weiteren Symptome durch. Alle hatten mit mangelndem Nieren-Qi zu tun.

In meiner Jugend hatte ich einen riesigen Tumor in meinem Bauch gehabt und die einzige Erklärung meines Arztes war: Die Frage sei nicht, »Warum gerade ich?«, sondern »Warum nicht ich?« Ich war damals 16 und gab mich damit zufrieden. Doch jetzt – zwölf Jahre später – saß ich hier mit Tianying,

und sie sah mich mitfühlend an und sagte: »Es ist nicht normal, dass ein Kind so eine schlimme Krankheit bekommt.« Sie erklärte mir, dass diese Form der Erkrankung seine Ursache in einem schwachen Nieren-Qi hat, doch dass wir noch weiter schauen müssten, um den Grund dafür zu finden. Es sei nicht normal, dass ein junges Mädchen so einen starken Energiemangel habe. Und in mir stieg die tiefe Erkenntnis auf, dass sie recht hatte. Man sollte unbeschwert, gesund und voller Energie sein und nicht niedergedrückt, traurig und schließlich schwer krank. Sie entdeckte hinter mir die seelische Information eines Soldaten. Ich hatte schon von diesen Phänomenen gehört, es aber für mich doch ausgeschlossen. Tianying lächelte nur und meinte, dass alle immer denken würden: »Ich habe das nicht.« Sie erkannte, dass meine Seele sehr wütend über diese Besetzung war und sich nun, da ich ihr durch die Qigong-Übungen Raum gab, Ausdruck verlieh. Sie empfahl mir einen speziellen Regulierungskurs zu besuchen, da ich es alleine nicht schaffen würde, diese energetische Störung zu beheben. Eine Woche später saß ich dann mit Schmerzen im Zug von Berlin nach Rostock zum Kurs. Ich hatte eine sehr unruhige und nervöse Woche hinter mir. Am Tag des Kurses wachte ich mit so heftigen Krämpfen auf, dass ich daran dachte, alles abzusagen. Doch ich fuhr. Einhundert Meter vor dem Eingang wurden die Schmerzen so schlimm, dass ich mich nur noch gebeugt und mit angehaltenem Atem nähern konnte. Dann hatte ich einen Moment, in dem alles ganz klar war. Ich gehe da jetzt rein, komme, was wolle, sagte ich mir. Ich betrat entschlossen das Haus, bezahlte meine Gebühr, und die Schmerzen hörten augenblicklich auf. Ich setzte mich in den Seminarraum, schloss die Augen und begann überraschenderweise zu weinen. Ich öffnete die Augen wieder und beruhigte mich. Doch sobald ich die Augen schloss, stieg eine quälende Traurigkeit in mir hoch. Ich hatte keine Ahnung, warum ich so traurig war. Dann begann die Regulierungsarbeit, und ich weinte und weinte und fühlte nichts als Traurigkeit. Auch in der Pause war ich wie eingehüllt in dieses Gefühl. Während der zweiten Regulierung wurde mir leichter, mehr spürte ich nicht. Doch dann sagte Tianping plötzlich, sie sehe da noch einen Soldaten, der sich bis eben versteckt gehalten habe und da wusste ich, dass das mein Soldat war. Schon lange Zeit hatte ich eine merkwürdige Zerrissenheit in mir. Ich wollte immer gleichzeitig im Rampenlicht stehen und mich unbedingt zwischen den Menschen versteckt halten. »Nur nicht auffallen!«, war eine meiner Devisen. Ich erinnere mich jetzt, dass ich in meiner mittleren Kindheit noch gar nicht so war. Da war ich Klassensprecherin, Spielführerin und Bandenanführerin gewesen. Doch unmerklich hatte sich meine Persönlichkeit verändert.

Direkt nach der Regulierung spürte ich ein ungewohntes Gefühl in meinem Bauch. So als wäre da jetzt viel Platz und alles müsste sich jetzt erstmal neu ordnen. Dann kam die Pause. Und plötzlich riss es mich von meinem Stuhl hoch. Auf einmal war da nur noch Freude und Freiheit. Ich konnte nicht mehr sitzen, daher lief ich im Raum herum. Doch ich musste springen, so glücklich war ich. So dezent wie möglich sprang ich daher an einer Seite des Raumes hin und her. Ich hatte den Drang, mich vor Tianying und Tianping dankbar auf den Boden zu werfen, doch das ließ ich bleiben. Ich traute mich nicht. Aber die Energie dazu wäre definitiv dagewesen. Ich glaube, ich war so glücklich wie noch nie zuvor in meinem Leben. Das Glück war so tief und für den Verstand so unfassbar. Ich fühlte die Freude meiner Seele, die nach so langer Zeit wieder frei war und sich nun leichter verwirklichen konnte.

Etwa zwei Stunden später stand ich gerade in Stralsund auf dem Bahnhof und wartete auf meinen Anschlusszug, da rief mich mein Vater an. Es gab da zu diesem Zeitpunkt einige Missverständnisse und Blockaden zwischen uns. Doch er rief mich an, das allein war schon bemerkenswert. Was dann kam, war unglaublich. Er schüttete mir sein Herz aus. Er lobte mich und meinen Mann und konnte gar nicht aufhören, über unsere Tochter zu schwärmen. Da kam so viel Liebe aus dem Telefon, wie ich es von meinem Vater nie gekannt habe. Er sprach nie direkt über seine Gefühle. Daher war dieses Gespräch so außergewöhnlich, dass ich schnell eine Verbindung zum Seminar erkannte. Vielleicht war es nicht nur mein Soldat, vielleicht war es unser beider Soldat. Ich habe keine Ahnung, es hatte sich jedoch nicht nur bei mir, sondern im gesamten Familiensystem etwas gelöst.

Mit großer Dankbarkeit erinnere ich mich an dieses intensivste Erlebnis, dass ich bis dahin erlebt hatte. (T.)

Voraussetzungen für eine erfolgreiche Regulierung

An dieser Stelle ist es sehr wichtig zu betonen, dass es sowohl eines hohen Energieniveaus als auch eines hohen moralischen Niveaus bedarf, um wirklich Fremdseelen regulieren zu können und nicht nur dem betroffenem Menschen, sondern auch der Fremdseele zu helfen. Schnell kann der behandelnde Qigong-Meister sonst selbst zum Opfer werden. Das ist auch der Grund, warum viele Qigong-Meister in China die Regulierung dieser Störungen ablehnen.

Damit die Fremdseelen endgültig loslassen können, ist allerdings auch die Mitarbeit der Betroffenen notwendig. Die Regulierung ist nämlich immer eine enge Zusammenarbeit von den Betroffenen, den Tian Gong-Meistern, den Kosmischen Hochmeistern und den Fremdseelen.

Mitarbeit und Zuversicht

Wie können die Teilnehmer mit uns Qigong-Meistern am besten zusammenarbeiten? Die erste Bedingung ist, Zuversicht und Vertrauen in unsere Arbeit zu haben. Sie sollten unbedingt daran glauben, dass die Fremdseelen existieren und dass wir mit der Unterstützung der Hochmeister die Fremdseelen bitten können, zu gehen. Um die Realität und das Ausmaß der Informationskrankheiten und die Realität dieses Problems zu verdeutlichen, machten wir in den Anfangsjahren unserer Arbeit häufig zuerst eine »Untersuchung« des Gesundheitszustandes eines Teilnehmers. Dabei zählten wir einige Informationen auf, die nur der Betreffende selbst kennen konnte. Somit fiel es den Menschen leichter, unserer Arbeitsweise zu vertrauen und eine gute Zusammenarbeit zu ermöglichen. Sie konnten dann ihr entsprechendes Karma und die Erklärungen dieser Ursachen besser annehmen. Aus Zeitgründen verzichten wir heute meist auf diese Untersuchung. Stattdessen gelten mittlerweile die vielen erfolgreichen Regulierungen als Beweis für die Richtigkeit unserer Arbeit.

Die Kraft der Vergebung

Die zweite Bedingung für ein gutes Gelingen ist, das Herz zu öffnen, die Theorie über die Seele anzunehmen und sich auf die Arbeit einzulassen. Hierzu gehört vor allem, die Fremdseelen zu würdigen und zu respektieren, sich bei ihnen zu entschuldigen und die eigenen Fehler, die in Gedanken, Worten und Taten geschehen sind oder begangen wurden, zu bekennen. Die Fremdseelen bleiben aus verschiedenen Gründen bei den Menschen. Vielleicht wurde anderen Menschen – in diesem oder einem früherem Leben – Schaden zugefügt, sodass diese jetzt die Gelegenheit suchen, jenes Unrecht auszugleichen. Vielleicht sind es Angehörige, die nicht vorbereitet waren auf das Leben nach dem Tod und daher als herumirrende Seele auf der Erde geblieben sind. Womöglich ist die eigene Seelenenergie durch die Lebens- und Denkweise soweit herabgesetzt, dass man anfällig geworden ist für die heimatlosen Seelen, die eine neue Energiequelle suchen. Die Verantwortung für eine Störung durch Fremdinformationen trägt letztendlich immer wieder der Mensch selbst. Daher ist der erste Schritt auf dem Weg zur Heilung die Bitte um Vergebung. Und dazu ist es notwendig, sich aus tiefstem Herzen zu prüfen, um seine Fehler zu erkennen. Wir entschuldigen uns bei den Fremdseelen, und wir vergeben auch uns selbst. Diese Arbeit muss in großer Aufrichtigkeit geschehen, denn nur so können sich Disharmonien auflösen und die Liebe und Vergebung der Fremdseelen erhalten werden.

Für diese Reinigung der Seele haben wir zwei wunderbare und sehr einfache Methoden vom Universum erhalten. Die »Vier kostbaren Worte der Himmlischen Liebe« (Ich liebe dich. Es tut mir leid. Ich bitte um Vergebung. Dankeschön.) sind vier Sätze, die uns helfen, Verantwortung zu übernehmen und so unsere Beziehungen zu anderen Lebewesen zu würdigen und Verstrickungen mit ihnen aufzulösen bzw. zu transformieren. Diese Übung ist inspiriert von der hawaiianischen Heilungsmethode Ho'oponopono. Bei der Kreuzübung mit himmlischer Sprache lassen wir dagegen unsere Seele ihre tiefsten Bedürfnisse nach Vergebung und Vergeben selbst ausdrücken. Beide Techniken wenden wir in unseren Kursen mit großem Erfolg an.

Das Vergeben birgt ein immenses Energiepotenzial, deshalb ist es so wichtig, dies in aufrichtiger und kraftvoller Art und Weise zu tun. Dabei ist die Gruppe sehr nützlich. Vielen Menschen fällt es in der Gruppe leichter, in die notwendige Stimmung dafür zu kommen, sodass ein kraftvolles Energiefeld entstehen kann. Diese Energie wird noch verstärkt, indem wir uns mit der Liebe aus dem Universum verbinden und die kosmischen Hochwesen um Unterstützung bitten. Es baut sich ein Energiefeld der Liebe auf, das alle Seelen gleichermaßen berührt. Das Energieniveau der ganzen Gruppe steigert sich, sodass die transformative Kraft zur Regulierung entstehen kann. Grundsätzlich wird die fremde Seele den Betroffenen verlassen, wenn sie seine aufrichtige Entschuldigung akzeptiert, sich gewürdigt fühlt und/oder die positive Energie des Betroffenen eine gewisse Stufe erreicht hat. Die Fremdseelen, welche bereit sind, die Menschen zu verlassen, werden mit viel Liebe und mit dem Wunsch nach einer guten Entwicklung auf ihrem neuen Weg verabschiedet.

»Über die Toten nur Gutes« (lateinisches Sprichwort) Der richtige Umgang mit den Fremdseelen

Während der Entwicklung der Regulierungsarbeit haben wir viel über den richtigen Umgang mit den Seelen Verstorbener gelernt. Es ist sehr wichtig, ihnen gegenüber unvoreingenommen zu sein. Wir haben nicht das Recht, über die Beziehung zwischen Hilfesuchenden und Fremdseelen zu urteilen. Außerdem sollten wir es möglichst vermeiden, von »Gespenstern« zu sprechen, wenn wir die verschiedenen Arten der Fremdseelen meinen und auch keine gewaltsamen Methoden des »Austreibens« gegen sie anwenden. Wir haben die Einsicht gewonnen, dass auch sie Lebewesen sind, die nur den physischen Körper als Träger der Seele verloren haben, aber ebenso wie wir Gedanken und Gefühle wie Glück, Wut, Traurigkeit und Freude zeigen und Energie brauchen.

Diese bedauernswerten Seelen waren Menschen, die nicht gut vorbereitet waren auf ihren Tod, die sich nur mit der materiellen Welt beschäftigt oder sich in emotionalen Verstrickungen verfangen haben. So bleiben sie noch an unsere dreidimensionale Welt gebunden. Doch ohne Körper bekommen sie keine Energie mehr, sie werden weder gehört noch gesehen und wandern umher oder suchen einen Ort zum Verbleiben.

Wir sollten unser Mitgefühl für sie entwickeln. Dafür ist es hilfreich zu verstehen, was für ein Leben unsere Vorfahren gelebt haben. Die meisten Verstorbenen haben schlimme Kriege erlebt. Die Angst, die sie empfunden haben, hat ihr ganzes Leben geprägt. Gefühle wurden verdrängt und Sicherheitsdenken wurde für viele zum wichtigsten Lebensinhalt. Sie alle haben ihr Bestes gegeben, auch wenn ihr Denken viele Fehler und unheilvolle Handlungen hervorgebracht hat. Aus dem Verstehen kann Liebe entstehen.

Das Seminar ist ein Ort, an dem auf beiden Seiten alte Wunden heilen können. Hier ist nicht die Zeit zum Diskutieren, sondern die Zeit, um mit Liebe die Fremdseelen zu würdigen und ihnen durch die Vergebung helfen, loszulassen und sich dem Licht zuzuwenden. Und wir lernen von ihnen, wie wichtig es ist, bereits zu Lebzeiten die Seele zu entwickeln und unsere Beziehungen zu den Mitmenschen und unserer Familie zu harmonisieren.

Ich betone immer wieder, wie wichtig die liebevolle, wenn auch manchmal strenge Regulierung der Fremdseelen ist. Denn wenn sie einfach vertrieben würden, so würde sich der Hass zwischen ihnen und den Lebenden nur vertiefen. Nur die Liebe kann den Hass mildern. Während unserer Regulierungen haben wir häufig mit dem Himmlischen Auge beobachtet, wie Fremdseelen reagieren, wenn sie von den Menschen, denen sie sich angeheftet haben, plötzlich Liebe empfangen. Wir entdeckten, dass sie zu »Tränen« gerührt sein können, ihre Vergeltungsabsicht aufgeben und freiwillig gehen.

Während der Regulierungsarbeit nehmen manche Teilnehmer wahr, dass sie leicht aufgeregt oder deprimiert werden, dass ihre Stimmung schwankt oder sich die Gedanken plötzlich verändern, vor allem, wenn die Fremdseelen sich noch unschlüssig sind und mit sich kämpfen, ob sie gehen sollen oder nicht. In solchen Momenten ist es wichtig, sich nicht mit diesen Gedanken zu identifizieren und sich stattdessen wieder mit der Energie von Liebe und Verständnis zu verbinden. Diese unangenehmen Zustände sind ein gutes Zeichen. Die Fremdseele spürt, dass sie gehen muss, nur ist sie dazu noch nicht richtig bereit. Vielleicht kann sie noch nicht vollständig vergeben oder loslassen oder vielleicht hat sie einfach Angst, weil sie nicht weiß, was sie erwartet. Dann spüren die Teilnehmer deren Wut, Trauer oder Angst.

Wir haben öfter auch im Vorfeld eines Regulierungstermins Turbulenzen bei den Hilfesuchenden erlebt. Dann erscheinen sie entweder nicht zur vereinbarten Zeit oder rufen an, dass sie nicht kommen können - ohne eine Begründung dafür abzugeben. Manche sind vielleicht schon unterwegs, aber ohne ersichtlichen Grund passiert etwas, sodass sie nicht ankommen. Andere vergessen den Termin und rufen nicht einmal an, obwohl ihnen dieser Termin vor ein paar Tagen noch sehr wichtig war.

Eine Teilnehmerin aus San Francisco, USA, war von mehreren Fremdseelen besetzt, die von Hass und Vergeltungswünschen erfüllt waren. Mehrmals hatte sie geplant, das Tian Gong-Seminar in Kalifornien zu besuchen, und jedes Mal kam etwas dazwischen. Einmal hatte sie eine Autopanne auf dem Weg zum Seminar, ein zweites Mal hatte sie sich den Termin falsch gemerkt, ein drittes Mal fuhr sie zu einer falschen Adresse und so fort. Jedes Mal ereignete sich etwas Unerwartetes, sodass ihr Seminarbesuch vereitelt wurde. Die Fremdseelen hatten wohl verstanden, dass sie von ihr weggehen müssten, wenn die Frau an diesem Seminar teilnehmen würde. Deshalb versuchten sie mit allen Mitteln, dies zu verhindern. Zum Glück wurde sie dann von ihrer Familie begleitet, die dafür sorgte, dass sie letztendlich doch teilnehmen konnte. Nach mehreren vergeblichen Anläufen war es ihr endlich gelungen! Nun begann für sie ein neues Leben.

Die neue Heimstatt

Bei der Regulierung der Informationskrankheiten haben manche Religionen und Völker Methoden benutzt, mit denen sie die Fremdseelen aus dem Körper des Besetzten vertreiben, ohne sich darum zu kümmern, wohin jene dann gehen. Manche Seelen wurden vielleicht gerade aus dem Körper eines Kindes vertrieben, sind dann auf die Straße gelaufen und hefteten sich nach einer Weile an andere Menschen. Oder sie blieben für ein paar Tage weg und kamen wieder zurück, wenn der regulierende Meister nicht mehr da war. Einige Seelen verließen eine Familie, und im gleichen Moment begannen die Nachbarn sich zu streiten; die Fremdseelen waren nur ein Haus weiter gezogen.

Auch wir haben in der Anfangsphase nur darum gebeten, dass die Seelen weggehen mögen, ohne uns Gedanken darüber zu machen, wohin sie gehen sollten. Heute bitten wir das Universum und die Hochmeister, sich um sie zu kümmern. Bevor die Fremdseelen zu ihren neuen Heimstätten geführt werden, werden sie mit starker Energie von den kosmischen Hochmeistern gereinigt. Entsprechend ihrer energetischen Qualität der einzelnen Seelen bekommen sie eine für sie angemessene Heimstatt. Denn wenn wir den Fremdseelen keinen fairen und gerechten Ausweg bieten, werden sie höchstwahrscheinlich weiterhin andere Menschen stören. Damit das Problem endgültig gelöst werden kann, muss ihnen aber ein guter Weg aufgezeigt werden. Sie sollen lernen zu verstehen, dass sie nun einer anderen Welt angehören.

Was bedeutet »ein Ausweg« für die Seelen der Verstorbenen? Wie wird der Weg für sie bereitet? Diese Fragen führen zum allerwichtigsten Schlüssel für die Lösung von seelischen Besetzungen: Ohne die

Anleitungen und die Hilfe durch die Kosmischen Hochmeister haben wir keine Möglichkeit, auch nur den geringsten Erfolg bei der Regulierungsarbeit zu erzielen. Die Kosmischen Hochmeister in den höheren Dimensionen sind immer bereit, uns zu unterstützen. Bei jedem speziellen Seminar für Informationskrankheiten kommen die Gottheiten, um die Seelen der Verstorbenen abzuholen und zu geleiten. Einzig göttliche Wesen sind in der Lage, sie auf den rechten Weg zu führen.

Eines haben wir ganz klar verstanden: In unserer Funktion als Qigong-Meister sind wir nur eine Brücke zwischen den Lebenden, den Seelen der Verstorbenen und den Hochmeistern. Wir sind dem Universum unendlich dankbar für diese Aufgabe, die wir in dem Bewusstsein erfüllen, dass uns eine große Ehre zuteil geworden ist.

Nach der Verabschiedung

Nachdem die Fremdseelen die Betroffenen verlassen haben, spüren manche Teilnehmer, dass in einem Körperteil ein Energieloch entstanden ist oder dass sie sehr erschöpft sind. Häufig sind energetische Wunden oder Energielöcher an der Stelle des Körpers entstanden, wo sich die Fremdseele aufgehalten hat. Aus diesem Grund wird ihnen noch während des Seminars unverzüglich neue, gesunde Energie zugeführt, um die Energielöcher aufzufüllen. Durch eine Energieübertragung werden diese Energielöcher verkleinert oder sogar ganz geschlossen. Dadurch wird die Müdigkeit schneller verschwinden.

Die Regulierung bedeutet jedoch nicht, dass der Körper sofort wieder komplett und gesund ist. An den Stellen, wo eine seelische Information »gewohnt« hat, bleibt oft krankes, kaltes, verschmutztes und negatives Qi zurück, das die Körperzellen bereits krankhaft verändern kann. Es ist jedem Betroffenen sehr ans Herz zu legen, nach dieser speziellen Regulierung weiterhin Energieübungen wie zum Beispiel Qigong oder auch Yoga im Alltag anzuwenden, um das kranke Qi aus dem Körper abzuleiten, eventuelle Energielöcher zu schließen und allgemein das Energieniveau zu erhöhen. Es ist wie beim Tischabräumen: sind die groben Reste beseitigt, muss der Tisch noch gründlich abgewischt werden! So wird auch der Körper durch Qigong-Übungen »gereinigt«, bevor er gesund werden kann. Nach einer Regulierung brauchen die Teilnehmer häufig eine Zeit der Anpassung. Die Fremdseelen waren oft mehrere Jahre mit ihnen zusammen, nun sind sie nicht mehr da. Einige Teilnehmer haben das Gefühl, dass ihnen etwas fehlt oder sie nehmen ihr eigenes »Ich« nicht mehr richtig wahr. Wenn eine Tochter über vierzig Jahre lang immer mit der Seele ihrer verstorbenen Mutter zusammen war, könnte sie, sobald die Seele der Mutter gegangen ist, spüren, dass ihr irgendetwas fehlt. Vielleicht fühlt sie sich für eine gewisse Zeit unsicher und alleingelassen.

Je länger die Menschen mit einer seelischen Fremdinformation zusammen waren, desto mehr sind sie von ihr – wenn auch unmerklich – beeinflusst worden. So haben sie zum Beispiel negative Gewohnheiten von ihr übernommen. Nach dem Weggehen der Fremdseele müssen sie daher ihre Verhaltens- und Denkweisen genau überprüfen und negative Muster durch ihre Willenskraft verändern und verbessern.

Eine Freundin von mir – Inhaberin eines Restaurants – spielte gerne im Kasino. Ab und zu brachte sie ein oder zwei Spielgeister mit nach Hause. Ihr passierten dann häufiger Unfälle. Wir baten die Spielgeister wegzugehen, und meine Freundin ging nicht mehr ins Kasino.

Einige Zeit verging, und sie begann sich zu langweilen. Nach Feierabend ging sie erneut spielen. Als sie dann einmal in ihrer Restaurantküche scheinbar ohne Grund auf dem Boden ausrutschte, geriet ihre Hand dabei in einen Topf mit siedendem Öl, und sie erlitt eine schwere Verbrennung. Wir untersuchten aus der Ferne den Unfall und fanden heraus, dass dies ein Spielgeist getan hatte. Wir fragten sie, ob sie wieder spielen gegangen war. Sie bestätigte das.

Dieses Beispiel zeigt, dass wir aktiv an unserer Veränderung mitwirken müssen. Dies geschieht durch positives Denken und Verhalten. Erst dann können wir ganz aus dem Schatten des fremden Einflusses heraustreten. Anders ausgedrückt: Zuerst muss die seelische Information gehen, danach beginnt die Arbeit an uns selbst. Nun ist der Weg frei, und der Mensch kann sein seelisches Potenzial voll entwickeln.

Manche Teilnehmer waren über längere Zeit mit einer seelischen Information des anderen Geschlechts zusammen und hatten zu ihr eine innige Beziehung aufgebaut. Wenn die Fremdseele dann weggeht, kann der Abschied unter Umständen schwerfallen. Egal aus welchem Grund: die Teilnehmer sollten die Seele des Verstorbenen niemals zurückhalten. Die Seelen würden dadurch ernsthaft gestört.

Im Jahr 2003 kam eine Frau aus Ostdeutschland zu uns. Sie hatte Depressionen, lebte zurückgezogen, war alkoholabhängig und kraftlos. Nachdem die Fremdseele sie verlassen hatte, war sie eine andere Person geworden und führte ein völlig neues Leben. Nach ungefähr vier Monaten machte sie eines Tages eine Tian Gong-Übung und dachte plötzlich an die weggegangene seelische Information. Sie nahm in Gedanken Kontakt zu ihr auf: »Wo bist du jetzt? Geht es dir gut?« Plötzlich fiel sie bewusstlos zu Boden. Ein paar Minuten später kam sie wieder zu Besinnung und spürte, dass all die alten Symptome wieder da waren. So musste sie noch einmal zur Regulierung kommen.

* * *

Xiu-Lian-Schlüssel

Den Himmel verehren

Die große Liebe leben

Begierden einschränken

Demut entfalten

Dankbarkeit zeigen

Körper und Seele läutern

* * *

NACHHALTIGE HEILUNG UND ENTWICKLUNG

Nach einer Regulierung beginnt die Zeit des Aufbaus und der Vorsorge. Die entstandenen Energielöcher müssen gefüllt werden, und der Körper braucht Kraft, um Krankheiten, die sich durch die Fremdbesetzung manifestiert haben, zu heilen. Außerdem müssen wir wissen, wie wir uns in Zukunft vor einer Störung schützen können.

Für die Stabilisierung der Heilungserfolge und zur allgemeinen Vorbeugung raten wir allen Teilnehmern, Energieübungen in ihre täglichen Gewohnheiten mit aufzunehmen. Besonders in der Zeit nach der Regulierung ist es wichtig, die Energie zu stärken und energetische Löcher aufzufüllen, um geschützt gegenüber neuen Fremdinformationen zu sein und um Heilungsprozesse nicht aufzuhalten. Ist die Fremdseele von uns gegangen, beginnt die Zeit des Aufräumens und Neu-Sortierens. Was gehört zu mir und was nicht? Es gibt Beschwerden, die durch das negative Qi der Fremdinformationen entstanden sind. Für diese ist die Heilungschance jetzt da. Es ist weise, diese Chance nicht ungenutzt zu lassen.

Mit Qigong oder Yoga und anderen Energieübungen kann der Körper entgiften. Dies ist wichtig, weil ungesunde Ernährung, Luftverschmutzung, Nebenwirkungen von Arzneimitteln und negative Emotionen und Gedanken den Organismus belasten. Zum anderen wird der Körper während dieser Übungen in einen entspannten Zustand versetzt, in dem Stress abgebaut und nur wenig Energie verbraucht wird. In diesem Zustand öffnet sich der Körper für die Energie aus dem Universum und kann Energie aufnehmen. Im Tian Ai Qigong-System empfehlen wir die Bronzeglocken-Übung oder die Nierenübung (www.tianai-qigong.com) zu erlernen. Die Bronzeglocke ist eine ganzheitliche Qigong-Übung, die dem ganzen Körper Energie zuführt und das Potenzial hat, dieses Energieniveau sehr schnell anzuheben. Die Nierenübung ist gezielt zur Stärkung des Nieren-Blasen-Funktionssystems geeignet. Da dieses System für die Speicherung der Lebensenergie zuständig ist, ist es nach einer Fremdseelenstörung besonders geschwächt und bedarf neuer Energie.

Neben den Energieübungen sollte auf gesunde Lebensgewohnheiten geachtet werden. Eine friedliche und optimistische Stimmung zu bewahren ist dabei ebenso wichtig, wie achtsam mit der Energie umzugehen und sie nicht im Übermaß zu verbrauchen. Dies sind überaus wichtige Prinzipien zur Pflege der Gesundheit und zur Vorbeugung von Krankheiten.

Von der Krankheit lernen

Tian Gong betont stets, dass es nicht sinnvoll ist, sich von Einzelregulierungen durch einen »Heiler« oder Therapeuten abhängig zu machen, denn eine passive Energieregulierung und Qi-Aufnahme ist keine nachhaltige Methode, um sich von Beschwerden zu befreien. Nach einer Heilung können dann leicht an anderer Stelle neue Krankheiten auftauchen oder alte zurückkehren. Für eine vollständige Heilung ist es notwendig, die Wurzel der Erkrankung zu erkennen und diese dann zu beseitigen. Die Wurzel liegt häufig tief in uns selbst. Um das zu erkennen, ist es notwendig, über unser Verhalten und unsere Lebensweise zu reflektieren und auf diese Weise nach den Ursachen der Erkrankung zu suchen. Dadurch können wir krankmachende Denkmuster und Überzeugungen aufdecken und transformieren. Auf diese Weise übernehmen wir die Eigenverantwortung für unser Leiden und lernen durch die Krankheiten.

Reflektion und Innenschau sind in einem energievollen Zustand viel leichter. Ohne Energie fühlen wir uns oft matt und träge. Wir verspüren keine Lust und haben kaum noch Kraft, uns zu verändern. Alles erscheint uns viel zu anstrengend. Dann ist die Gefahr groß, erneut körperlich oder seelisch zu erkranken, und wir werden wieder anfällig für seelische Fremdinformationen. Für eine wirklich nachhaltige Entwicklung empfehlen wir unseren Teilnehmern daher, selbst Qigong-Übungen zu praktizieren, um aktiv den Heilungsprozess mitzugestalten. Wenn wir unser Energieniveau erhöhen möchten, müssen wir uns auch täglich Zeit nehmen, um dem Körper Energie zuzuführen.

Bei einer guten Übungsqualität steht den Menschen dann genügend Energie zur Verfügung, um an ungesunden oder unnatürlichen Lebensweisen zu arbeiten oder die entsprechenden Mittel für diese Arbeit zu finden. Wer darüber hinaus Energieübertragungen in der Gruppe besucht, kann den Heilungsprozess beschleunigen.

Die Arbeit an unseren Denkweisen und unserem Lebensausdruck ist die Arbeit, die wir für unsere Seele tun. Diese Entwicklung der Seele ist der eigentliche Schlüssel zu Gesundheit und Frieden im Leben. Jeder Mensch hat seine Aufgabe und daher auch seinen ganz persönlichen Weg. Um zu erkennen, mit welchen Gaben wir auf die Erde gekommen sind, müssen wir Stück für Stück zu uns finden und alles, was nicht zu uns gehört, loslassen. So können wir uns mehr und mehr entfalten und mit unseren individuellen Persönlichkeiten und Ausdrucksformen dem Universum dienen.

In China gibt es einen Ausdruck für diese Art der Entwicklung: Xiu Lian.

Der Xiu Lian-Weg

In China kennt jeder den Begriff Xiu Lian. Die Geschichten von Menschen, die erfolgreiches Xiu Lian praktiziert haben, sind bis heute in den Herzen lebendig geblieben. Es sind Menschen, die ihr Leben ganz in den Dienst der anderen gestellt haben. Sie folgten dem Gesetz des Universums, lebten nach dem Tao und konnten auf diese Art ihren Körper und ihre Seele reinigen und auf ein so hohes energetisches Niveau bringen, dass sie in höhere Dimensionen aufsteigen konnten.

Im Westen ist Xiu Lian noch weitgehend unbekannt, obwohl eine immer größer werdende Zahl von Menschen auf der ganzen Welt spirituell praktiziert. Ein hierzulande bekannterer Ausdruck ist der buddhistische Begriff »Dharma«, der eine ähnliche Bedeutung in sich trägt. Dharma ist die kosmische Gesetzgebung, die universelle Lehre, die den Weg zum erleuchteten Zustand weist. Es geht darum, das Leiden zu überwinden und aus dem Kreislauf der Wiedergeburten auszutreten. Zu dem Thema »Fremdseelen« lehrte Buddha, dass, wenn man im Dharma verankert ist, die äußeren Geister einem nichts anhaben können.

Xiu Lian ist ein taoistischer Begriff. In dieser Sichtweise wird nicht von der »Überwindung des Ich« gesprochen, sondern von der Erlangung eines »wahren, stabilen Ich«, das nicht mehr von den Illusionen seiner Individualität abhängig ist. Xiu Lian ist der Weg zur Erlangung der Einheit von Körper und Geist, sodass diese zu einer einzigen Energie verschmelzen und auf diese Art zur Erleuchtung streben.

Xiu steht für die Seele – für die Veränderung von Gedanken, Worten und Taten –, und Lian ist die Energiearbeit für den Körper. Die Seele braucht die Hilfe des Körpers, um sich zu entwickeln und erleuchtet zu werden. Seele und Körper, Yin und Yang, helfen einander und ergänzen sich. Ein Körper mit starken Begierden ist für die Seele wie ein Gefängnis. Er sperrt sie ein und verhindert, dass sie den Weg zu Wahrheit und Weisheit gehen kann. Doch wenn eine Seele verunreinigt ist, kontrolliert sie den Körper, sodass er wie ein kleines Boot im Ozean leicht seine Orientierung verlieren kann.

Die Seele entwickeln

Durch einen intensiven Bi Gu-Zustand über längere Zeit kann das dritte Auge wieder aktiviert werden. Durch das Himmlische Auge können wir die Form der Seele sehen: Seelen mit geringerer Energiequalität können Verletzungen, Wunden oder Deformierungen aufweisen – oder ihnen fehlt sogar ein Seelenanteil (Hun oder Po, siehe Glossar).

Diese seelischen Schäden können durch Traumata sowohl im jetzigen Leben als auch im früheren Leben verursacht worden sein. Oder aber ihre Ursache liegt darin, dass der Betroffene in früheren Inkarnationen jemanden verletzt hat bzw. von jemandem verletzt wurde. Xiu weist uns den Weg zur Reinigung, Heilung, Wiederherstellung, Verbesserung und Stärkung der Seele.

Vergeben

Der erste Schritt zur Heilung ist, sich über das eigene Verhalten und Denken bewusst zu werden. Wie gehe ich mit mir um, wie mit anderen? Es geht darum zu beobachten und wahrzunehmen, wie ich mich in diesen oder jenen Situationen verhalte. Wann werde ich wütend, wann emotionslos und wann fühle ich mich frei und voller Liebe und Freude?

Dieser ersten Betrachtung – dem Erkennen des eigenen Handelns – folgt dann, dass wir die Verantwortung für unser Verhalten übernehmen. Haben wir jemandem Unrecht getan oder ihn mit Worten verletzt, so entschuldigen wir uns dafür. Auf diese Weise erleichtern wir unsere Seele. Denn Schuld, die wir in uns tragen, hindert uns daran, frei und unbeschwert zu sein. Bei Tian Gong nennen wir das »die Seele reinigen«. Jede Tat hat ihre Konsequenzen, und wenn wir andere verletzen, ziehen wir negative Energie an und unsere Seele wird dunkler.

Durch die Reinigung können wir die dunklen Schleier über unserer Seele wieder lichter werden lassen. Wir bitten um Vergebung von Seele zu Seele mittels der »Kreuzübung« und den »vier himmlischen wahren Worten der Liebe« (siehe Anhang). Wir können uns natürlich auch direkt bei den Menschen entschuldigen, wenn sie dafür bereit und noch erreichbar sind.

Zum Entschuldigen gehört auch das Vergeben. Denn alter Groll, den wir mit uns herumtragen, tut uns selbst mehr weh als den anderen. Oft wissen wir schon gar nicht mehr, was eigentlich der Grund eines Streits war und streiten einfach aus Gewohnheit weiter. Üben wir uns lieber im Loslassen und Vergeben – und werden wir gewahr, dass das Karma unbestechlich ist. Wir können nicht wissen, was wir diesen Menschen womöglich in anderen Leben angetan haben, dass sie uns nun derart behandeln. Wenn wir jedoch den ersten Schritt machen, können die Wunden zu heilen beginnen.

Fehler machen und daraus lernen

Es gibt ein chinesisches Sprichwort, das besagt: »Es gibt kein Gold, das vollkommen rein ist, und keinen Menschen, der frei von Fehlern wäre.« Wir sollten keine Angst davor haben, Fehler zu machen. Fehler helfen uns dabei, uns zu entwickeln. Wenn wir achtsam mit unseren Fehlern umgehen, können wir sehr schnell große Fortschritte erzielen. Wenn wir uns nicht »täglich dreimal prüfen« können, wie es der chinesische Philosoph Meng Zi (372–289 v. Chr.) empfiehlt, sollten wir wenigstens häufig darauf achten, ob unser Reden und Verhalten dem Tao entspricht oder ob wir Menschen oder anderen Lebewesen um des eigenen Vorteils willen Schaden zugefügt oder andere verletzt haben. Wenn wir Fehler gemacht haben, ist es wichtig, sich diese Fehler einzugestehen. »Ja, ich sehe hier meinen Fehler. Ich sehe, dass andere dadurch jetzt leiden müssen, und es tut mir leid.«

Wenn dieses Bekennen und Bereuen von Fehlern und Schwächen von Herzen kommt, können sich die Disharmonien, die dadurch entstanden sind, auflösen und wir haben die Chance, uns in Zukunft anders zu verhalten.

Dass dies möglich und auch sehr wirkungsvoll ist, zeigen viele Beispiele sowohl von Tian Gong-Praktizierenden – als auch diese überlieferte Geschichte:

Die Redewendung »das Schlachtmesser niederlegen und sofort an Ort und Stelle ein Buddha werden« bezieht sich auf den indischen König Asoka III. (268–232 v. Chr.), der unzählige Menschen regelrecht dahinschlachten ließ. Als er jedoch einmal mit eigenen Augen die Szene eines Massenmordes sah, erkannte er seine Vergehen und bereute sie zutiefst. Er beendete seine militärische Expansion und betonte von nun an die Barmherzigkeit und das Mitgefühl. Er erhob den Buddhismus zur Staatsreligion und wurde schließlich ein großer König der indischen Geschichte.

Ein anderes Beispiel ist das des Tian Gong-Praktizierenden Martin aus Deutschland:

Martin war Mitte zwanzig und litt seit über sechs Jahren an starken Schmerzen in der Halswirbelsäule. Weder die Schulmedizin, die Traditionelle Chinesische Medizin, noch Qigong-Übungen konnten ihm helfen, gesund zu werden. Diese starken Schmerzen ließen ihn nachts oft nicht schlafen. Mit vielen Fragen kam er deshalb zum Tian Gong-Institut. Ich habe mit dem Himmlischen Auge die Ursache seiner Schmerzen untersucht: Er war in einem Vorleben Soldat gewesen und hatte mit einem Messer einen anderen tödlich verletzt. Die Einstichstellen bei dem Opfer entsprechen seinen Schmerzpunkten von heute. Ich habe ihm folgendes »Rezept« gegeben: täglich jeweils morgens und abends die Kreuzübung praktizieren, sich mit Himmlischer Sprache (dies ist Teilinhalt einiger unserer Seminare) zu seinen Fehlern zu bekennen und diese gegenüber allen Lebewesen, die er im Verlauf all seiner Inkarnationen verletzt hat, zu bereuen sowie aus tiefstem Herzen um Verzeihung zu bitten. Er führte meine Vorschläge aus, und nach einigen Monaten wurden die Schmerzen deutlich geringer. Martin erzählte mir, dass die Schmerzen während des tiefen Zustands des Bekennens und Bereuens völlig verschwunden seien, nach der Übung jedoch wiederkämen. Insgesamt hat sich die Intensität seiner Schmerzen aber deutlich verringert.

Die Heilung karmischer Krankheiten sucht man also am besten zuerst bei sich selbst und nicht bei anderen.

Wir selbst sind der Kapitän – Wegweiser zu unserer Veränderung

Wenn uns bei der Heilung und Wiederherstellung unserer Seele weise Menschen zur Seite stehen, ist das ein großes Glück. Doch auch der weiseste Lehrer kann uns nicht ohne unsere Mithilfe verändern. Wir selbst sind der Kapitän unseres Schiffes. Unsere Lehrer weisen uns die Richtung und können der Wind in unseren Segeln sein, doch wo wir letztlich hinfahren, liegt allein in unserer Hand. Daher ist es wichtig, eine breite, tiefere Sicht auf die Dinge und Zusammenhänge des Lebens zu entwickeln. Dann haben wir mehr Spielraum beim Steuern unseres Schiffes. Wir können die alten Fahrwasser verlassen und neue Wege einschlagen.

Es folgen nun Aspekte, die das Xiu, das heißt, unsere persönliche seelische Entwicklung, voranbringen. Dies sind die Wegweiser zu einem gesunden, friedlichen und freudvollen Leben voller Liebe und Weisheit.

Begierden einschränken

Laut Plato hat Sokrates gelehrt, dass die Seele des Menschen Stufen habe, nämlich eine höhere und eine tiefere. Seelen mit vielen starken Bedürfnissen und Begierden gehören der niedrigeren, Seelen mit wenigen und schwachen Bedürfnissen der höheren Stufe an.

Durch das Himmlische Auge sehen wir die Farbe der Seele. Seelen mit vielen Bedürfnissen und starkem Ego sind oft dunkel, grau oder schwarz und ziehen leicht Seelen Verstorbener an.

Die Ursachen vieler Probleme in der gegenwärtigen Gesellschaft kann man in einem Wort zusammenfassen:

»Gier«. Wir können nicht genug bekommen. Das Übermaß egoistischer Bedürfnisse – sei es Essen, Trinken oder Sex, Ruhm, Reichtum, Geld, Luxus oder Besitz – lässt uns die Vernunft verlieren. Es kommt zu Streit und Betrug bis hin zu Kriegen, in denen Unschuldige ums Leben kommen. Wir Menschen strecken unsere Hände immer gieriger aus – nach Tieren, Pflanzen, der ganzen Erde, sogar nach dem All.

Diese Befriedigung unserer übermäßigen Bedürfnisse erschafft nur ein kurzes Glücksgefühl. Schnell ist es wieder verflogen, und wir entwickeln neue glücksverheißende Wünsche.

Es ist gut für jeden von uns, einmal zu prüfen, was wir uns von der Erfüllung unserer Wünsche versprechen und warum wir nicht dauerhaft zufrieden sind. Denn wenn sich Wünsche erfüllt haben, entsteht zunächst ein Glücks- und/oder Zufriedenheitsgefühl, das dann aber nicht von Dauer ist und wieder abebbt. Was brauchen wir wirklich? Möglicherweise hat uns die Suche nach Glück, Frieden und Liebe in eine Sucht nach immer mehr Konsum gestürzt. Das würde heißen, dass wir Menschen dazu neigen, unser Glück im Außen zu suchen. Die Erde soll uns mit all ihren Rohstoffen angenehme Gefühle bereiten, uns die Liebe geben, die wir brauchen. Und sie tut das.

Die Erde gibt und gibt, doch wenn mehr als sieben Milliarden Menschen ihre inneren Bedürfnisse mit den Rohstoffen der Erde erfüllen wollen, führt das letztendlich zur Zerstörung unseres Planeten. Wenn wir unsere Erde schützen wollen, ist ein Blick in unser Innerstes notwendig. Wir sollten beginnen, die Bedürfnisse zu hinterfragen und unsere Begierden einzuschränken. Durch Meditation oder die meditativen Qigong-Übungen, entwickeln wir eine Verbindung zu unserer eigenen inneren Liebe und zur Liebe des Universums.

Dann brauchen wir weniger, denn wir sind mit uns selbst in Liebe verbunden. Wahren Frieden finden wir nur im Innen, nicht im Außen.

Manche mögen denken: »Ich habe weder große Bedürfnisse nach materiellen Dingen, Sexualität, noch nach Ruhm oder Reichtum. Ich will nur mehr Energie, damit ich schneller gesund werde. « Auch diese Art der Gier gilt es zu vermeiden. Das Gleiche gilt für den übermäßigen Wunsch (die Sucht oder Sehnsucht) nach spiritueller Entwicklung. Durch unsere Praxis kommen wir voran, ohne genau zu wissen, was geschehen wird. Wir können Heilung oder Entwicklung aber nicht erzwingen. Das ist die Bedeutung des Wortes vom »Geschehen lassen, ohne einzugreifen« von Laotse: »Das Tao tut nichts, doch bleibt nichts ungetan.«

Loslassen

Vor einem halben Jahrhundert kam ein junger Mann namens Nan Huai Jin nach Tibet, um buddhistische Belehrungen zu erhalten. Ein lebender Buddha lehrte ihn nur ein Wort: »Loslassen«. Der junge Mann befolgte dieses Wort lebenslang und wurde ein großer Gelehrter.

Unser Leben auf dieser Welt ist voller Leid, und alle unterliegen dem Kreislauf von Geburt, Alter, Krankheit und Tod. Doch wie gehen wir damit um? Manche Menschen klagen über ihr Schicksal, andere beschweren sich über Eltern, Lehrer, Vorgesetzte und Arbeitskollegen, die sie für ihr Schicksal verantwortlich machen. Wieder andere sind nach einem Schicksalsschlag in Gefühlen der Trauer gefangen. Doch wie sollen wir mit schwierigen Situationen und Gefühlen umgehen?

Leben und Tod bilden eine Einheit; das ist ein Naturgesetz. Wenn die liebste Person uns verlässt und stirbt, sind wir traurig, doch sollten wir nicht in Trauer versinken oder ständig die Seele des Verstorbenen, die uns eigentlich verlassen soll, zurückrufen, sondern ihrer Seele viel Glück und alles Gute wünschen. Wenn wir nicht loslassen können, stören wir ihre Ruhe und ihren Frieden und beeinflussen sie negativ bei der Suche nach einer neuen Heimstatt, wie das folgende Beispiel zeigt:

In Berlin lebt ein Unternehmer namens Anton. Als seine liebe Frau starb, weinte er lange Zeit und vermisste sie Tag und Nacht. Sein Rufen holte die Seele der verstorbenen Frau, die ihn bereits verlassen hatte, zurück. Mit seinen Augen konnte er ihre Seele aber nicht sehen.

Am ersten Todestag seiner Frau hatte er einen schweren Autounfall. Am gleichen Tag im zweiten und dritten Jahr passierte ihm wieder ein Unfall. Außerdem bekam er Blutdruckschwankungen. Mal ging der Wert in die Höhe und mal in die Tiefe. Sein Herzrhythmus war mal schnell, mal langsam – begleitet von Übelkeit und Erbrechen. Tabletten gegen Bluthochdruck halfen ihm nicht. Er ging zu Letian Shi Fu und bat ihn um Hilfe. Ich war dabei, untersuchte ihn mit dem Himmlischen Auge und fand heraus, dass viele seiner gesundheitlichen Probleme durch die nicht gelöste Verbindung zu seiner verstorbenen Frau verursacht wurden.

In meinem Himmlischen Auge erschien Ji Gong (1130–1209) als lebender Buddha. Er hielt einen Fächer aus geflochtenen Rohrkolbenblättern in der Hand und sang das Lied vom

»Loslassen«:

Loslassen, loslassen, loslassen.

Die Menschen auf der Welt wollen nichts loslassen. Du lässt nicht los, auch er nicht.

Nicht loszulassen bringt euch Sorgen. Loslassen, loslassen, loslassen.

Mit Lächeln und Lachen kann man leicht loslassen. Wann hört der Kummer im Leben auf?

Warum ergreifst du nicht die Gelegenheit loszulassen? Lass los! Lass los! Lass los!

Antons verstorbene Frau nahm dies sofort zur Kenntnis. Sie hatte verstanden, dass sie allein von ihrer seelischen Energie her noch nicht ins Licht gehen konnte. Sie entschloss sich, die Hinweise von Ji Gong Buddha anzunehmen, ihre Verbindung zur Welt loszulassen und den Xiu Lian-Weg zu gehen. Sie lächelte, drehte sich um und ging an einen schönen Ort, um dort Xiu Lian zu praktizieren.

Die Seele der verstorbenen Frau war gegangen und hatte ihre Verbindung zur Welt und ihre Sorgen gelöst. Alles war wieder normal geworden. Anton sah aus, als ob er zwanzig Jahre jünger geworden sei. Sein Körper war außerdem leichter, der Kopf klarer, alle Schmerzen waren verschwunden, Blutdruck und Herzrhythmus hatten sich normalisiert.

Aber dieser gute Zustand hielt nur zwei Tage an. Einerseits war Anton davon überrascht, dass die nächtliche Angst, das Herzklopfen, das Zittern und die Unruhe verschwunden waren. Andererseits wurde er jedoch auch unsicher und dachte: »Ist meine Frau jetzt wirklich für immer weg?«

Er fragte seine chinesische Lebensgefährtin: »Kannst du mir noch genauer sagen, was Letian Shi Fu an jenem Tag erzählt hat?«

Seine Lebensgefährtin antwortete: »Deine Frau ist weit weggegangen und macht dort Xiu Lian. Sie kommt wirklich nicht mehr zurück.«

Plötzlich wurde Anton traurig, weinte und dachte: »Wie kannst du so herzlos sein! Wie kannst du so schnell weggehen und nie mehr zurückkommen wollen?«

Am nächsten Tag erhöhte sich sein Blutdruck wieder. Herzrasen, Muskelzuckungen, Schwindel und verschwommenes Sehen traten wieder auf, sodass er Letian Shi Fu ein zweites Mal aufsuchen und ihn um Hilfe bitten musste.

Letian Shi Fu und ich haben bei ihm noch einmal nachgeschaut und herausgefunden, dass die Seele seiner verstorbenen Ehefrau durch sein gedankliches »Rufen« wieder zurückgekommen war. In meinem Himmlischen Auge sah ich, wie seine eigene Seele die Seele seiner verstorbenen Frau nicht loslassen und sie noch weiter bei sich behalten wollte. Die Seele der Verstorbenen hielt einen großen Stock, um sich zu wehren und bat ihren Mann: »Bitte, lass mich gehen. Ich will in Ruhe meinen Weg gehen. Warum störst du mich immer noch?«

Letian Shi Fu sprach zu Anton: »Du vermisst wieder deine verstorbene Frau!« Anton senkte den Kopf, er sagte nichts und wurde ganz rot im Gesicht.

In meinem Himmlischen Ohr hörte ich wieder Ji Gong Buddha das Lied vom »Loslassen« singen.

Letian Shi Fu sagte zu Anton: »Deine verstorbene Frau ist bereits auf dem Xiu Lian-Weg, und das Universum ließ sie zurückkommen, um dir zu helfen, damit du die Beziehung endgültig loslassen kannst.«

Anton verstand: Die Liebe darf die Grenze zwischen Yin- und Yang-Welten nicht durchbrechen. Er versprach Letian Shi Fu und seiner Lebensgefährtin, dass er seine verstorbene Frau nicht mehr stören werde. Am selben Tag noch verschwanden all seine Beschwerden. Inzwischen sind ein paar Jahre vergangen. Anton geht es gut, und er ist stabil.

Kommenlassen, was kommt – gehenlassen, was geht

Vor einigen Jahren wurde eine Reportage über den Dalai Lama gezeigt. Es war zu sehen, wie er unterwegs in Indien von dem Tode eines kleinen Kindes erfuhr. Die unglaublich erschütterte Mutter war ebenfalls zu sehen.

Die Reaktion des Dalai Lama war erstaunlich: Tränen der Traurigkeit flossen aus seinen Augen – es entstand ein absoluter Moment des geteilten Leidens. Das Gesicht des Mönchs war von tiefem Schmerz gezeichnet.

Wenig später, als der Dalai Lama weiterfuhr, kam jedoch gleich wieder sein charakteristisches Lachen zum Vorschein – alle Traurigkeit war weitergezogen, wie eine alte, graue Regenwolke.

Toleranz

Mit der Neuzeit, besonders seit der Renaissance, wurde die Individualität des Menschen wie noch nie zuvor betont. Dies führte unter anderem auch dazu, dass der Toleranzgedanke zu einem existenziellen Thema in der menschlichen Gesellschaft wurde.

Toleranz ist zum einen als individuelle, zum anderen als kollektive Toleranz zu verstehen. Die kollektive Toleranz richtet sich auf die verschiedenen Religionen, politischen Parteien, Rassen, Nationen und Staaten.

Mit Toleranz kann sich ein Unglück in Glück wenden, wird eine Familie ein glückliches Leben führen, werden Rassen, Nationen, Länder und Religionen eine friedvolle und blühende Entwicklung erfahren.

Intoleranz dagegen ist wie ein Schwert mit doppelter Schneide; man schadet dem anderen wie sich selbst. Die Intoleranz eines Individuums führt leicht zu Vergeltungsaktionen, unter den Lebenden ebenso wie zwischen den Lebenden und Verstorbenen. Die Intoleranz einer Gruppe kann eine unermessliche Katastrophe für die ganze Gesellschaft auslösen.

Wenn wir die Zivilisationsgeschichte der Menschheit betrachten, finden wir überall die schrecklichen Gewalttätigkeiten einer kollektiven Intoleranz: Von Sokrates' Verurteilung zum Tode durch Gift bis zur Kreuzigung Jesu Christi; von den zahlreichen Todesurteilen gegen die Christen durch Kaiser Nero bis zu den gewalttätigen Kreuzzügen christlicher Soldaten; von den Millionen verbrannter Hexen bis zur Verbrennung von Jeanne d'Arc und Giordano Bruno; von der Vernichtung mehrerer Millionen Juden während des Holocaust über die Verbrechen während der chinesischen »Kulturrevolution« bis zu den jüngsten Massakern und Völkermorden zwischen Stämmen in Afrika; von den religiösen Auseinandersetzungen im Großen wie im Kleinen bis hin zu terroristischen Anschlägen wie dem vom 11. September 2001 in den USA ... Intoleranz tritt immer wieder mit voller Rücksichtslosigkeit in allen Teilen der Erde auf, und es ist kein Ende abzusehen. Warum ist die Menschheit so unbelehrbar und grausam?

Die Gründer der großen Religionen betonten stets die Toleranz. Jesus Christus beispielsweise gebot die Feindesliebe: »Liebt eure Feinde und betet für die, die euch verfolgen"; Buddha Maitreya konnte all die untolerierbaren Dinge auf der Welt tolerieren.

Die unendliche Weite und Tiefe der Toleranz drückte der französische Schriftsteller Victor Hugo (1802–1885) folgendermaßen aus: »Noch weiter als der Ozean ist der Himmel; noch weiter als der Himmel ist das Herz.« (aus: »Die Elenden«).

Eine chinesische Redewendung drückt das Gleiche mit anderen Worten aus: »Wie der große Berg Tai Shan keine Handvoll Erde ablehnt, weil er nur durch sie seine Höhe erreicht, so weist kein Strom das Wasser der Bäche zurück, denn nur durch sie erlangt er seine Größe.«

Toleranz ist eine fundamentale Errungenschaft. Toleranz ist das »Schmiermittel« des Zusammenlebens. Toleranz kann das Eis zwischen den Menschen schmelzen, den Hass aus den Herzen vertreiben, Kriege verhindern und Frieden schaffen. Die anderen zu tolerieren heißt auch, großherzig zu sich selbst zu sein – das ist ein Zaubermittel zum Nutzen anderer und für sich selbst.

Toleranz ist dennoch kein »Gewähren-Lassen« und bedeutet auch nicht, sich ins Unvermeidliche zu fügen. Toleranz hat ihre Grenzen dort, wo die Würde eines Lebewesens missachtet wird.

Über die positive Wirkung toleranten Verhaltens wird in der Geschichte: »Ein Gedanke bewegt Dämonen oder göttliche Wesen« beschrieben. In der chinesischen Yuan-Dynastie (1271–1368) gab es einen Gelehrten, der von einem Freund so tief verletzt wurde, dass er sich eines Nachts dazu entschloss, den Freund zu töten. Auf dem Weg zum Haus des Freundes kam er an einem Tempel vorbei. An der Tür des Tempels stand ein buddhistischer Meister, der in seinem Himmlischen Auge sah, wie dem Gelehrten ein böser Dämon folgte. Als der Gelehrte beim Haus des Freundes ankam, änderte er plötzlich seine Meinung: »Zwar ist er nicht mehr mein Freund, sondern mein Feind, aber seine alte Mutter und seine Frau haben mich nicht verletzt. Werden seine alte Mutter und seine Frau den Halt im Leben verlieren, wenn ich ihn jetzt töte?«

Nach einigem inneren Ringen entschloss er sich, dem Freund gegenüber Toleranz zu zeigen und gab den Gedanken auf, ihn zu töten. Er drehte sich um und machte sich auf den Heimweg. Unterwegs kam er wieder am Tempel vorbei. Der Meister stand noch an der Tür und sah im Himmlischen Auge jetzt andere Bilder: Der böse Dämon hinter dem Gelehrten war nicht mehr zu sehen. Über seinem Kopf schwebten göttliche Wesen, die ihn begleiteten und beschützten. Der Meister sprach den Gelehrten an, um ihn zu fragen, was eben geschehen war, und er erzählte ihm, was er im Himmlischen Auge gesehen hatte. Der Gelehrte gestand dem Meister die Wahrheit. Dieser drückte seine Bewunderung aus. Ein Gedanke kann Dämonen in Bewegung setzen – oder auch göttliche Wesen!

Das tolerante Umdenken veränderte das Schicksal des Gelehrten, und er wurde später Beamter. Der Freund starb in einem Krieg.

Wenn der Gelehrte dem Freund gegenüber nicht großherzig gewesen wäre – welche Folgen hätte das nach sich ziehen können? Allein mit dem Gedanken, den Freund zu töten, hatte er bereits den Dämon zu sich gerufen, und von da an war er besessen. Wenn er den Freund getötet hätte, wäre dieses Karma aus seinem jetzigen Leben in sein nächstes weitergegeben worden, mit nicht enden wollendem Leid. Bedeutet das, dass er den Fehler des Freundes guthieß? Nein. Es ging darum, den Hass aufzulösen und nicht neuen Hass zu säen. Was Recht und was Unrecht ist, soll allein vom Universum beurteilt werden!

Dankbarkeit

Jedem Menschen gibt jeder Tag genügend Gründe, Dankbarkeit zu zeigen: Dank an das Universum für die Erschaffung aller Wesen, Dank an die Sonne für den Sonnenschein, Dank an den Regen für das Wachstum der Pflanzen, Dank an Mutter Erde, dass sie uns ernährt; Dank an die Eltern, die uns das Leben geschenkt und uns umsorgt haben, Dank an die Lehrer für das Wissen, das sie uns weitergaben, Dank an die Bauern für das tägliche Brot ...

Wenn ein Mensch es nicht versteht dankbar zu sein und immer nur nimmt, aber nicht zu geben weiß, dann wird er kleinlich und unzufrieden und empfindet keine Freude mehr. Es gibt Menschen, die auf Hilfe mit Gleichgültigkeit reagieren. Es fehlt ihnen an Dankbarkeit, und sie meinen, die anderen seien verpflichtet, ihnen zu helfen. Sie sind sogar unzufrieden, weil sie den Gedanken haben, von den anderen nicht genug bekommen zu haben. Was sie nicht wissen, ist, dass sie mit diesen Empfindungen ein persönliches Energiefeld von Frustration und Unzufriedenheit schaffen. Ihr Energieniveau fällt, und sie werden eher krank werden, schneller altern und das Glück vergeblich suchen.

Eine Frau aus Deutschland beklagte oft, ihre Eltern würden sie nicht genug lieben. In Wahrheit sah es anders aus. Sie war das einzige Kind der Familie, und die Eltern verwöhnten sie von klein auf. All ihre Wünsche wurden stets erfüllt. Der Vater, ein Geschäftsmann, war immer bereit, dem Willen seiner Tochter nachzugeben. Zu ihrem dreißigsten Geburtstag schenkte er ihr einen Sportwagen. Sie bekam jeden Monat fünftausend Euro Taschengeld vom Vater und hatte sich schon daran gewöhnt, alles zu bekommen, was sie sich wünschte. Ihre Bedürfnisse nahmen ständig zu. Wenn ein Wunsch seltsamerweise nicht erfüllt wurde, ärgerte sie sich und beklagte sich bei den Eltern, sie seien nicht gut genug zu ihr. Sie selbst aber kümmerte sich kaum um die Eltern. Wenn sie krank waren, besuchte sie sie nicht. Nach dem Tod ihrer Mutter erkrankte sie selbst schwer.

Wir sollten die Gaben der anderen immer im Herzen behalten und uns gleichermaßen bei den Menschen bedanken, die uns geholfen haben, wie bei denjenigen, die uns Probleme bereitet haben.

Das Potenzial in den persönlichen Krisen

Jeder Mensch hat in seinem Leben Misserfolge, und das Leben verläuft nicht immer wunschgemäß. Wir neigen dazu, uns bei jedem Scheitern bei aller Welt zu beklagen. Doch Misserfolge sind immer eine große Chance. »Große Krise – große Chance«, so Letian Shi Fu. Alle Rückschläge in unserem Leben, haben das Potenzial, uns voranzubringen. Wenn wir Situationen weniger bewerten und mehr »verwerten«, können sich unsere größten Krisen als wahre Wachstumsschübe entpuppen. Mit Dankbarkeit können wir dann die Situationen annehmen, analysieren und Veränderungen einleiten. Wir sind dankbar, weil uns gezeigt wurde, dass es in diesem Bereich unseres Lebens keine Harmonie gibt. Wir sind Menschen, wir können unseren Willen dazu benutzen, uns zu verändern. An Schwierigkeiten und Misserfolgen wachsen wir, denn sie stärken unsere Kraft und unseren Lebensmut, fördern unser Wissen und unsere Weisheit. Wir sollten uns auch bei den Fremdseelen bedanken, weil wir durch sie mehr über den Sinn des Lebens erfahren.

Könnten wir die Schwierigkeiten des Lebens wie Enttäuschungen und Unglück aus einer anderen Perspektive sehen, dann wäre unsere Stimmung ausgewogener, und wir hätten einen aktiveren Unternehmungsgeist. »Das Leben ist ein Spiegel. Wenn du ihn mürrisch anblickst, blickt er mürrisch zurück. Wenn du lächelst, lächelt er zurück.« (vgl. W. M. Thackeray, 1811–1864)

Auch hierzu gibt es eine Geschichte aus China:

Eine depressive Frau verbrachte jeden Tag mit Kummer und Sorgen. Eines Tages traf sie einen weisen alten Mann, der ihre besorgte Miene sah und nach dem Grund dafür fragte. Die Frau erklärte ihm, dass sie zwei

Töchter habe. Die ältere sei mit einem Mann verheiratet, der Regenschirme verkaufe, und die jüngere mit einem, der Ziegel produziere. Bei Regen mache sie sich Sorgen um die jüngere Tochter, weil dann keine Ziegel hergestellt werden können. Bei schönem Wetter sorge sie sich um die ältere Tochter, da keine Regenschirme verkauft werden können. So verbrachte sie fast jeden der dreihundertfünfundsechzig Tage im Jahr sorgenvoll. Sie war noch nicht sehr alt, aber die Sorgen ließen sie viel älter erscheinen, als sie eigentlich war. Als der weise alte Mann das gehört hatte, lachte er und gab ihr einen Rat: »Bei gutem Wetter bedankst du dich bei der Sonne, weil die Familie deiner jüngeren Tochter Ziegel herstellt und mehr verdienen kann. Und bei Regen sollst du dich beim Himmel bedanken, weil das Geschäft mit den Regenschirmen deiner älteren Tochter gut geht. So kannst du jeden Tag in Dankbarkeit leben und das Jahr hindurch immer lächeln.« Mit einem Mal verstand die Frau. Seitdem trug sie jeden Tag den Sonnenschein in ihrem Herzen, sodass sie nun viel jünger aussah, als sie eigentlich war.

Dankbarkeit ist eine Lebenseinstellung und zugleich eine edle Handlung. Dankbarkeit verleiht uns ein edelmütiges Herz. So können wir anderen Freude und Wärme schenken. Ein altes chinesisches Sprichwort besagt: »Ein einziger Wassertropfen voll Güte wird mit einer sprudelnden Quelle vergolten.« Und aus einem Gedicht von Meng Jiao aus der Zeit der Tang-Dynastie (618–907) stammt der folgende Satz: »Wer sagt, das Herz eines Grashalms wäre gering? Versteht er doch, für die Frühlingssonne zu danken.«

Lasst unsere Herzen sich öffnen, lasst das helle und reine Qi der Toleranz und der Dankbarkeit unsere Herzen erfüllen und in jede Ecke leuchten. Das Herz gleicht einem dunklen Tal, in das eines Tages das Licht hineinstrahlen wird, auch wenn seit tausend Jahren Dunkelheit geherrscht hat. Das Licht vertreibt die Dunkelheit.

Tiefe Spiritualität entfalten

Viele Menschen haben das Bedürfnis, ihr spirituelles Leben zu intensivieren. Sie spüren, dass es mehr gibt als alles, was das normale Alltagsleben zu bieten hat. Irgendetwas drängt sie geradezu, weiterzugehen und nach dem tieferen Sinn allen Lebens zu suchen. Es sind die Wünsche der erwachenden Seele, die sich hier äußern. Die Seele möchte zurück, zurück in die Einheit, zurück zu Gott. Die Religionen haben verschiedene Bilder und Wörter für diese Heimkehr geschaffen. Um diese tiefe Verbundenheit zu erleben, um die göttliche Energie durch uns fließen lassen zu können, müssen wir uns Schritt für Schritt leer machen, das heißt: unser Ego abbauen. So entwickeln wir uns langsam zum Diener des Universums.

In China nennen wir dieses Wiedereinfügen in die Schöpfung, das Anerkennen, dass es etwas Größeres als uns gibt, »den Himmel verehren«.

Den Himmel verehren

In seinem Buch »Shuo Wen Jie Zi Erklärung zu den Wörtern« bezeichnet Xu Shen (Sprachwissenschaftler der Han-Dynastie, 58–148 n. Chr.) den »Himmel« als »das Allerhöchste, die Spitze«.

Wer sich dem Allerhöchsten anpasst, dessen Tun wird gedeihen. Wer sich ihm widersetzt, dessen Tun wird fatal enden. Das bedeutet, all unser Handeln hat Konsequenzen. Bringen wir Liebe in die Welt, dann verehren wir den Himmel, denn der Himmel ist die Liebe. Leben wir in Liebe, wird uns Liebe begegnen. Bringen wir Streit oder Machtstreben in die Welt, wird uns Macht und Streit begegnen. Wir selbst sind die Urheber unseres Schicksals.

Nach dem verheerenden Tsunami im Dezember 2004 drang eine berührende Geschichte an die Öffentlichkeit:

Als das Wasser sich zurückgezogen hatte, gab es viele Menschen, die nichts von der drohenden Katastrophe ahnten und sich nicht sofort in Sicherheit brachten. Als die Welle dann kam, liefen sie panisch vor dem Wasser davon. Eine Frau jedoch rannte genau in die entgegengesetzte Richtung, direkt auf das Wasser zu. Trotz der Todesgefahr hatte sie sich selbst völlig vergessen und war mit ihrem Herz nur bei ihren Kindern, die eben noch am Strand gespielt hatten. Tatsächlich fand sie ihre Kinder, kurz bevor die Welle alle drei erfasste. Doch wie durch ein Wunder sind sie nicht ertrunken. Die Mutter spürte plötzlich wieder Boden unter den Füßen. Die Familie wurde auf eine Anhöhe gespült und überlebte. Diese Mutter hatte durch ihre selbstlose Handlung den Himmel berührt, sodass sich das Wunder verwirklichen konnte.

Vor mehreren tausend Jahren waren die Menschen der Natur und dem Himmel näher und sie hatten mehr Ehrfurcht vor diesen Kräften. Sie haben oft der Sonne, dem Mond und den Sternen, den Bergen, dem Fluss, dem Wind und dem Regen sowie dem Gott des Ackers und der Feldfrüchte ihre Ehrerbietung entgegengebracht, um göttliche Gnade und Schutz zu erbitten.

Da sie in völliger Harmonie mit dem Leben um sich herum waren, waren sie nicht getrennt, sondern fühlten die Verbundenheit mit jedem Sonnenstrahl, jeder Pflanze und jedem Tier, das ihren Weg kreuzte. Indem sie die Natur anbeteten, respektierten sie sich selbst, denn sie waren Teil der Natur.

Irgendwann begannen die Menschen jedoch, die Natur zu erobern, sie umzugestalten und »über den Himmel zu triumphieren«.

Sie schnitten sich selbst Schritt für Schritt von der Natur ab. Ihre Fähigkeit, Energie aus der Natur zu schöpfen und sich mit ihr zu verbinden, ging allmählich verloren, und ihre Koordinations- und Überlebensfähigkeiten wurden ständig schwächer. Diese Trennung zog unzählige negative Konsequenzen nach sich. Dass heutzutage immer mehr Menschen gegen die Natur – also eigentlich gegen sich selbst – allergisch reagieren, ist eines davon. Auf seelischer Ebene fanden viele Seelen Verstorbener keine Heimstatt mehr, denn sie hatten nicht mehr das nötige Wissen oder die notwendige Energie für den Übergang und blieben an die Erde gebunden. So wurden sie zu obdachlosen, wandelnden Seelen. Sie begannen, sich an die Lebenden zu heften und sie zu stören, wodurch deren Energieniveau immer weiter sank.

Meine Schwester Tianping und ich haben die Gnade erfahren, diese seelischen Informationen regulieren zu können. Die heilige Energie, die dafür gebraucht wird, entspringt aus der Verbindung zum Göttlichen, aus der Verehrung des Himmels. Wir allein könnten diese Arbeit aber gar nicht schaffen. Nur im Einklang mit dem Universum, in tiefer Verbundenheit, wenn das eigene »Ich« ganz klein wird, kann die Energie entstehen, die notwendig ist, um den Seelen der Verstorbenen den rechten Weg zu weisen und die Lebenden endgültig von ihrem Einfluss zu befreien.

Die große Liebe leben

Es gibt vielleicht Menschen, die denken: »Ich mache keine großen Fehler. Ich habe keine schlimmen Taten begangen und keinem Menschen wehgetan – reicht das nicht aus?« Um eine Antwort zu bekommen, können wir uns selbst prüfen. Fragen wir uns: »Bin ich wirklich glücklich? Welche Situationen und Energien ziehe ich an in meinem Leben? Kann ich mich selbst verwirklichen? Pflege ich harmonische, freudvolle Beziehungen zu meinen Angehörigen und Freunden?«

Wenn wir die Fragen positiv beantworten können, sind wir bereits auf einem liebevollen Weg. Dann pflegen wir schon die Liebe zu uns selbst und zu unseren Nächsten.

Die große Liebe leben heißt, die Liebe weiter auszudehnen, auf die Tiere, die Pflanzen, die Erde und das gesamte Universum. So wie wir Menschen respektiert und geliebt werden wollen, sollten auch wir alle anderen Lebewesen respektieren und lieben. Selbst wenn es sich um ein unauffälliges, kleines Tierchen handelt, dürfen wir es nicht leichtsinnig verletzen. Wir sollten lernen, jedes sichtbare und unsichtbare Leben zu lieben, einschließlich der Seelen der Toten, selbst wenn sie uns stören. Denn die Liebe kann unerschöpfliche Energien freisetzen. Sie ist das beste Heilmittel.

Die Erfahrungen eines Psychotherapeuten aus den USA, der häufig bekannte Moderatoren und Schauspieler beriet, bestätigen, dass viele reiche Prominente, obwohl sie eine große Anzahl von Fans hatten, nur den Anschein erweckten, die glücklichsten Menschen der Welt zu sein. Tatsächlich aber führten sie ein depressives, sinnentleertes Leben. Eine Ausnahme war Audrey Hepburn (1929–1993): Sie war ein »Engel« der Fröhlichkeit und hatte nie einen Psychotherapeuten gebraucht. Der Therapeut hat auch erfahren, warum: Was sie von vielen anderen unterschied, war ihre Freude, mit der sie wohltätige Arbeiten übernahm. Über zehn Jahre lang ging sie fast jeden Monat zum Hafen, ins Gefängnis oder in die Bezirke der ärmeren Bewohner und arbeitete dort ehrenamtlich. Einmal lehnte sie sogar die

Einladung zur Eröffnungsfeier einer Firma ab, die ihr 50.000 Dollar für die Stunde ihrer Anwesenheit bezahlt hätte. Stattdessen pflegte sie einen kleinen Jungen im Krankenhaus.

In weiteren Nachforschungen über andere renommierte und reiche Menschen, die ehrenamtlich und gemeinnützig arbeiteten, kam der Therapeut zu dem Ergebnis, dass diese Menschen sehr selten exzentrische Charaktereigenschaften und negative Gewohnheiten besaßen, sodass sie keine psychotherapeutische Behandlung brauchten. Es gibt offensichtlich einen Zusammenhang zwischen dem Dienst an anderen und der eigenen seelischen Gesundheit. So wie ein altes deutsches Sprichwort sagt, kehrt die Freude, die man schenkt, ins eigene Herz zurück.

Wenn ein Mensch geben kann, ohne eine Gegenleistung zu erwarten, werden ihm Freude im Herzen und die Energie des Universums in gleichem Maße zuteil.

Trotz dem Wunsch, uns zu verändern, ist es wichtig, dass wir authentisch bleiben. Wenn wir uns auf den Weg machen und uns mit positiven Menschen, Bücher, Orten, usw. umgeben, dann wird der Zeitpunkt kommen, wo wir selbst so viel Liebe erhalten und unsere Seele genährt haben, dass der Wunsch zu geben von allein in uns hoch kommt. Haben wir uns mit Liebe gefüllt, dann fließen wir über, wie eine volle Tasse. Liebe kann man nicht zurückhalten.

Seit Kurzem unterrichten wir zu diesem Thema in unseren Kursen die Licht-Liebe-Übung. Durch diese Übung kann sich jeder Mensch auf sehr kraftvolle und schnelle Weise mit der göttlichen Liebe des Universums verbinden. Bei dieser Methode werden die drei Energiefelder (Dan Tian) des Menschen mit der lichtvollen Schwingung und der bedingungslosen Liebe des Universums in Einklang gebracht. Ein wunderschöner Prozess der Stabilisierung kommt während dem Üben in Gang, da die Liebe sowohl in Gott als auch in der Gemeinschaft und ebenso in einem selbst wahrgenommen wird. Die Übenden finden sich dabei selbst in der Liebe. Die Methode ist eine Übung zur Selbsthilfe und hat bereits vielen Menschen geholfen, die Liebe und das Licht in sich selbst zu entdecken. Viele von ihnen leiden unter quälenden inneren Stimmen oder anderen Wahrnehmungen und wissen oftmals keinen Ausweg mehr, sodass tragische Geschichten ihren Lauf nehmen. Wir widmen die Licht-Liebe-Übung all jenen, die ein Licht in der Dunkelheit brauchen. Mögen sie in der Liebe Halt finden wie ein Boot an seinem Anker Halt findet, sodass es bei stürmischer See nicht mit den Wellen davon gerissen wird. Die Liebe kann dieser Anker sein. (Eine genaue Übungsanleitung befindet sich im Anhang.)

Demut entfalten

Demut ist die Grundlage aller Tugenden. Ein demütiges Herz ist der Anfang unseres Wachstums, ist die Brücke, die uns zur Weisheit führt. Demut kann unsere Energie stärken und hilft uns, eine aufrichtige Verbindung zum Universum aufzubauen. Demut ist eine alte und gute Tugend; sie meint nicht Unterwürfigkeit.

»Je höher der Berg, desto tiefer das Tal«, sagt ein chinesisches Sprichwort. Selbst »hohe Berge« – wie große Persönlichkeiten der Weltgeschichte wie die Religionsgründer – hatten die Eigenschaft, demütig zu sein, in dem Sinne, dass sie immer ihre Unvollkommenheit eingestanden haben: das »tiefe Tal« neben ihrer Größe.

Sowohl von Jesus wie auch von Buddha Shakyamuni (Siddharta Gautama) ist überliefert, wie bescheiden sie waren. Von Laotse stammen die Worte: »Höchste Güte ist wie das Wasser. Des Wassers Güte ist es, allen Wesen zu nützen ohne Streit.« So gleicht auch die Demut dem Wasser, das alle Wesen nährt, ohne Unterschied, und das auf seinem Weg zum Ozean immer den niedrigsten Punkt sucht. Sokrates wurde wegen seines Wirkens als »Übermensch« bezeichnet. In seiner Verteidigungsrede erwiderte er, dass er kein außergewöhnlicher, sondern ein normaler Mensch sei, der seine Unwissenheit kenne. Sokrates war sich der eigenen Grenzen bewusst und frei von Stolz. Die eigene Begrenztheit anzunehmen, heißt zugleich die höheren Bewusstseinsstufen, die Gottheiten, anzuerkennen. Viele Menschen kennen den Wert der Demut nicht mehr. Dadurch wird Stolz und Hochmut die Tür geöffnet. Für unsere Entwicklung ist das sehr tragisch, denn Stolz verhindert, dass wir unsere Schwachpunkte wahrnehmen und sorgt dafür, dass wir uns dann in einer unangemessenen Selbstzufriedenheit ergehen.

Doch Wissen und Reichtum eines Menschen, egal um wen es sich handelt, sind unbedeutend. Der Mensch ist nur ein kleiner Tropfen im großen Ozean. Wir alle sollten unsere Rolle in der Welt erkennen. Halten wir das in uns fest, bewahren wir auch die Demut in unserem Herzen.

Lian – Den Körper stärken

Lian heißt, den Körper und mit ihm die Seele zu stärken, denn beide sind eng miteinander verbunden. Mit viel Energie können wir viel verändern, das gilt im Außen wie im Innen. Daher ist es wichtig, sich gut um den Körper zu kümmern. Dann steht uns ausreichend Energie zur Verfügung, um auch die schwierigeren, inneren Aspekte unserer Persönlichkeit zu verändern.

Die tägliche Übung

Viele Menschen kümmern sich heutzutage mehr um ihre materiellen als um ihre energetischen Reserven. Wenn die Energie des Körpers aufgebraucht ist, geht das Leben zu Ende. Ohne Energie kann der Körper nicht leben. Daher ist es weise, sich neben den materiellen Dingen auch um die energetischen Bedürfnisse des Körpers zu kümmern. Was nützen denn die Ersparnisse auf dem Bankkonto, wenn das Energiekonto leer ist?

Das beste Mittel zur Stärkung des Körpers ist eine regelmäßige Übungspraxis. Dafür brauchen wir eine Übung, die zu uns passt. Denn wir integrieren Dinge, die zu uns passen und zu denen wir uns auf irgendeine Art hingezogen fühlen, viel leichter in unseren Alltag als Dinge, zu denen wir keine Verbindung aufbauen können.

Die Basisübung von Tian Ai Qigong für die Stärkung und Heilung des Körpers ist die Bronzeglocke mit ihren Aufbauübungen. Die Bronzeglockenübung birgt enormes energetisches Potenzial, wenn sie in guter Qualität praktiziert wird. Sie ist für all jene besonders gut geeignet, die bereit sind, in die körperliche Stille zu gehen. Menschen, die eine Übung mit mehr bewegenden Elementen bevorzugen, raten wir, eine der Organübungen von uns zu erlernen.

Zusätzlich empfehlen wir drei Methoden, die uns besonders dabei helfen, unsere seelischen Veränderungen voranzubringen. Sie können sofort praktiziert werden. (Genaue Übungsbescheibungen befinden sich im Anhang.)

Wir beginnen mit der Himmlischen Pagode. Diese Übung erinnert uns jeden Tag daran, dass wir kein getrenntes Ich haben, sondern ein Teil, eine Zelle des Universums sind. In der Übung verbinden wir uns gedanklich mit dem Himmel, der Erde und allen Lebewesen. Als Zweites folgt die Herzöffnungsübung. Hier kultivieren wir unser Mitgefühl. Wir schicken die Liebe zu allen Lebewesen und verbinden uns auf diese Weise mit der universellen, bedingungslosen Liebe des Himmels. Es ist ein sehr schönes Erlebnis, wenn man seine Gedanken auf die Liebe richtet und sie hinaus in die Welt schickt und dann plötzlich spürt, wie warme, liebevolle Energie zum Körper zurückkehrt. Nach der Praxis des Herzöffnens gehen wir in die Energie der Vergebung. Die Kreuzübung oder die Vier Wahren Worte sind wunderbare Übungen für die Reinigung der Seele. Bei der Neigung zu übermäßigen Schuldgefühlen empfehlen wir jedoch zunächst, die Selbstliebe zu stärken, indem man zum Beispiel bei der Übung der Vier Wahren Worte, die Hauptenergie auf die beiden Sätze (Ich liebe dich/mich. Dankeschön.) richtet und diese oft wiederholt.

Diese drei Übungen nennen wir bei Tian Gong Einführungsübungen. Wir praktizieren sie in der Regel vor der Hauptübung (zum Beispiel Bronzeglocke), denn sie beruhigen unseren Geist und bereiten uns auf die Stille vor, sodass anschließend die Energie besser fließen kann. Diese drei Übungen können in zehn oder fünfzehn Minuten praktiziert werden, auf Wunsch auch länger. Ich selbst praktiziere diese Übungen morgens und abends. Wir empfehlen allen Teilnehmern, diese einfachen Tian Gong-Übungen zur Stärkung und Reinigung der Seelenenergie regelmäßig und langfristig zu üben.

Seele und Körper müssen gleichwertig berücksichtigt werden. Erst ihr harmonisches Zusammenspiel macht uns stark genug, um die Herausforderungen des Lebens mit Freude zu bestehen.

Dies ist der Hauptinhalt des Begriffes Xiu Lian: Energiearbeit für Körper und Seele – durch das Bestehen als Mensch in Alltagssituationen wie durch das Praktizieren von Energieübungen.

Positive Veränderungen

Heute gibt es unter anderem SARS, die Vogelgrippe und die Schweinegrippe. Das sind Krankheiten, die wir Menschen geschaffen haben, weil wir Tiere grausam behandeln. Indem wir aufhören, Fleisch zu essen, können wir dazu beitragen, dass die Situation sich zum Guten verändert.

Tian Gong möchte auch hier einen guten Beitrag leisten und veranstaltet nun schon seit vielen Jahren an jedem ersten Donnerstag im Monat eine Meditation für die Erde. Wir sind auch dazu übergegangen, während diesen Meditationen die Bi Gu-Information zu übertragen. Ein erstaunlicher Wandel hat sich auch hier vollzogen. Anfangs gab es Menschen, die diese Abende verließen, sobald wir begannen, über Lichtnahrung zu sprechen. Doch inzwischen ist diese Veranstaltung zu einer der beliebtesten überhaupt geworden, sodass wir inzwischen auch spezielle Bi Gu-Kurse anbieten. Bi Gu Fu Qi bedeutet, dass wir keine oder nur wenig irdische Nahrung aufnehmen müssen und stattdessen die Energie ohne Umwege direkt aus dem Universum beziehen. Diese kosmische Energie, die sogenannte »Himmlische Nahrung«, ist viel stärker und reiner als tierische und auch als pflanzliche Nahrungsmittel. So nehmen die Praktizierenden sehr viel hochwertigere Energie auf. Diese Energie nutzt der Körper für tiefgehende Entgiftungs- und Heilungsprozesse.

Ich selbst habe eine besondere Verbindung zur Bi Gu-Energie, denn Bi Gu war ein sehr wichtiger Bestandteil für meine eigene Heilung, und ich erlebe nun schon seit mehr als 15 Jahren jeden Tag, wie ich durch das Universum mit Energie beschenkt und ernährt werde. Bi Gu liegt mir am Herzen. Je weniger wir von der Erde nehmen müssen, umso schneller heilen ihre Wunden. Mit Bi Gu können wir nicht nur von der irdischen Nahrung loslassen, sondern diese Energie hilft uns auch dabei, andere materielle Bedürfnisse zu reduzieren.

Leben und Tod

Solange wir am Leben sind, sollten wir uns daran erfreuen und die Stunden eines jeden Tages wertschätzen, so wie das kleine Glühwürmchen, das auch den anderen leuchtet.

Wie viele Menschen sterben jeden Tag im Krankenbett. Wie viele Menschen gehen morgens frohen Mutes aus dem Haus und kehren leider nie mehr zurück. Deswegen sollten wir lebendigen Menschen täglich von Dankbarkeit erfüllt sein.

Leben und Tod gleichen den Blüten im Frühling und den Blättern im Herbst, gleichen Sonnenaufgang und Sonnenuntergang. Natürlich und ungezwungen kommen wir auf die Welt, und genauso verlassen wir die Welt wieder.

Leben in Gesundheit und Glück, sterben in Ruhe, natürlich und ungezwungen, und die Seele geht an einen wunderschönen Ort – so ist das Bild des Lebens vollkommen.

Nachwort

Vor Weihnachten 2018 war ich in Wien und gab dort ein Seminar. Ich bekam von unserem Büro eine E-Mail mit einem Foto von einem Blumenstrauß. Ich las: »Dieser Blumenstrauß ist für dich von Herrn Pachal und eine Dankeschönkarte ist dabei. Ich bin sehr bewegt.«

Seit fast 30 Jahre bin ich tätig im Qigong, mache Forschungsarbeit, Energiearbeit und verbreite die Qigong-Kultur. In diesen Jahren sind auch mehrere Wunder geschehen. Bisher habe ich wenige Personen wie den sehr dankbaren Herrn Pachal erlebt. Wir lernten uns im Februar 2017 bei einer Einzelsitzung kennen, und seitdem schreibt er mir immer, wenn er zur Routineuntersuchung beim Arzt war: »Meine Untersuchungsergebnisse sind in Ordnung. Ich bedanke mich bei Gott und bei euch.«

Dieses Beispiel von Herrn Pachal lässt mich noch zuversichtlicher sein und stärkt mich noch mehr im Glauben, dass der Himmel einem Menschen mit Liebe und Dankbarkeit im Herzen eine helfende Hand reicht, auch wenn er eine schwere Krankheit bekommt.

Bei Herrn Pachal wurde im Jahr 2016 Leberkrebs diagnostiziert. Nach einem Jahr Chemotherapie wurden ihm und seiner Familie nahegelegt, sich um einen Hospizplatz zu kümmern. Die Familie wollte es so nicht hinnehmen, dass er sich im Alter von erst Mitte sechzig schon bald von der Welt verabschieden sollte. In dieser ausweglosen Situation hatte ihnen eine Nachbarin seiner Tochter das Tian Ai Qigong Institut empfohlen.

Zur Einzelsitzung am 19. Februar 2017 fuhr ein Nachbar Herrn Pachal und seine Frau mit dem Auto vom Nordosten Berlins nach Schöneberg in die Martin-Luther-Straße, wo sich unser Institut befindet.

Das Ehepaar Pachal saß vor mir und ich spürte ihre Sorgen und ihre Traurigkeit im Herzen. Niemand verstand, warum Herr Pachal plötzlich so krank geworden war und nicht mehr lange leben sollte.

Schon seit meiner Kindheit interessiere ich mich dafür und bin neugierig, was Leben und Universum überhaupt bedeuten. So fragte ich Herrn Pachal während der Einzelsitzung:

»Wissen Sie selbst, warum Sie diese Krankheit bekommen haben?«

»Keine Ahnung. Ich habe mich das schon mehrmals gefragt und finde keine Antwort.«

Herr Pachal willigte ein, gemeinsam nach der Antwort zu suchen.

»Haben Sie ungesunde Gewohnheiten, wie beispielsweise Alkohol zu trinken?«

»Nein.«

»Haben sie schwere Traumata im Leben erfahren?«

»Nein.«

Während dieser Fragen ging ich in einen tieferen, stillen Zustand, um mit meinem Himmlischen Auge die Ursache dieser Erkrankung herauszufinden. Etwas, was für die ungeübten Menschen nicht wahrnehmbar ist. Ich sah, dass seine Krankheit mit einer verstorbenen älteren Dame zu tun hatte.

»Ist in Ihrer Familie vor etwa viereinhalb Jahren eine ältere Dame verstorben.«

»Ja, das war meine Mutter.«

»Hatte Ihr Mutter Angst vor dem Tod. Wollte sie nicht von der Welt gehen?«

Herr Pachal bestätigte dies, und so fragte ich weiter:

»Haben Sie nach dem Tod Ihrer Mutter von ihr geträumt?«

»Ja, oft.«

»Ihre Seele ist noch hier bei Ihnen.«

Er schaute mich erstaunt an und konnte nicht verstehen, was ich meinte. Er erzählte mir: »Meine Tante ist vor sechs Jahren verstorben. Ich habe auch oft von ihr geträumt. Sowohl meine Mutter als auch meine Tante hatten Angst vor dem Tod und wollten noch am Leben bleiben.«

Ich habe Herrn Pachal von der Seele und dem Leben nach dem Tod erzählt und empfahl ihm, am Wochenendseminar »Heilung der Seele«, das zweiWochen später stattfand, teilzunehmen. Außerdem bat ich ihn, die Bronzeglocke, die Basisübung von Tian Ai Qigong, zu erlernen. Er nahm meine Empfehlungen an und setzte sie um. Jedes Mal wurde er mit dem Auto nach Berlin zum Kurs und wieder nach Hause gefahren. Ich habe das beobachtet und fragte ihn: »Helfen Sie in Ihrem Alltagsleben auch gerne anderen Menschen?«. Er sagte: »Ja, das tue ich sehr gerne.«

Am 15.März 2017 schrieb mir Herr Pachal die erste Mail: »Hallo Meisterin Yang, ich möchte Dir (Euch) nur D a n k e s c h ö n sagen.

Ich bin der Kursteilnehmer (Februar) Dieter mit Leberkrebs, dem die Ärzte schon einen Platz zum Sterben im Hospiz besorgen wollten, aber dann fand ich Euch. Meine letzte CT-Untersuchung ergab: alles zur Zeit in Ordnung. Alle 12 Wochen zur Nachuntersuchung. Gott und IHR habt mir geholfen. D A N K E S C H Ö N. Dieter P.«

So ist dieses Wunder geschehen.

Ich sehe mich nicht als Heilerin, schon gar nicht als Wunderheilerin. Ich bin eine Vermittlerin und möchte den Menschen bewusst machen, dass wir nicht der physische Körper, sondern die Verkörperung der Liebe sind.

Seit Jahrhunderten beschäftigt die Frage: »Wer bin ich?« die Philosophie und die Religionen. Die gewöhnlichen Menschen scheinen sich für diese Frage jedoch nicht zu interessieren.

Wenn wir nicht wissen oder missverstehen wer wir sind, kann es passieren, dass wir uns mit dem sichtbaren, anfassbaren physischen Körper identifizieren. Der physische Körper ist materiell und durchlebt den Prozess von Altern, Erkrankung und Tod. Hierdurch entstehen Ängste, Enttäuschungen, Leiden usw. Hinzu kommen noch die Verstrickungen in zwischenmenschlichen Beziehungen, zwischen uns Menschen, den Tieren, den Pflanzen und der Natur. Ein Leben ohne Liebe wird geprägt sein von Erkrankungen, Konflikten und Kriegen.

In Wahrheit ist jeder von uns die Verkörperung von Liebe und ist durch Liebe erschaffen.

Viele Menschen sprechen oft über die Liebe, aber diese Liebe ist noch sehr beschränkt – und auch sehr weltlich.

Wenn die Liebe wie das Licht in einem Zimmer ist, so kann die Liebe uns in einem kleinen, engen Raum fesseln. Es fehlen die Kraft und die Fähigkeit für einen positiven Austausch mit der Umgebung. Diese Einschränkungen können Ängste, Sorgen, Minderwertigkeitsgefühle oder Arroganz aufkommen lassen.

Wenn die Liebe wie das Mondlicht ist, können wir die Wahrheit noch nicht klar sehen und schwer unterscheiden, was wirklich wahr ist.

Wenn die Liebe wie das Sonnenlicht ist, dann ist dieses Licht manchmal da, manchmal jedoch nicht. Von daher können wir auch in eine Dunkelheit geraten und keinen Frieden finden.

Nur wenn wir mit dem Herzen verstehen, dass wir die Verkörperung der heiligen Liebe sind, dass wir weder geboren noch sterben werden, weder Gewinn noch Verlust erleben, erst dann können wir Frieden finden und Glückseligkeit erlangen.

Wenn das Bewusstsein nur auf dem kleinen Ich mit dem physischen Körper verbleibt und nur nach materiellen Genuss strebt, wird die Freude nur von kurzer Dauer sein, bevor dann unvermeidliches Leid folgt.

Das wahre ICH soll in Großbuchstaben geschrieben werden. Das ist das ewige ICH. Es besitzt die göttliche Liebe und ist ein unsterbliches ICH. Der physische Körper ist ein Zuhause, in welchem sich unsere Seele befindet. Der physische Körper wird sterben, aber die Seele mit ihrer Liebe bleibt ewig.

Das ist die Liebe vom großen ICH. Diese Liebe ist in dir, in mir, in ihm (in ihr), sie ist in allen Lebewesen. Diese Liebe ist jenseits von Zeit und Raum, ist bedingungslos und erwartungslos.

Wenn wir diese wahre Liebe verstehen, bedeutet das für uns, dass wir furchtlos sind, Gewinn und Verlust bewegen uns nicht mehr, auch Hass, Neid und Schuldzuweisungen regen uns nicht mehr auf.

Diese Liebe bedeutet, dass, wenn wir geben, auch ohne Erwartung etwas zurückzubekommen. So können wir alle Anhaftungen nach und nach loslassen.

Liebe heißt annehmen, tolerieren, geben.

Liebe ist Frieden, Freude.

Liebe ist Gesundheit und Kraft.

Nachdem ich von Wien wieder nach Berlin zurückgekehrt war, habe ich mit Herrn Pachal telefoniert, wobei er mir sagte: »Ich bedanke mich jeden Tag, ich lebe in der Liebe und übe fast jeden Tag mein Bronzeglocken-Qigong.« Die Freunde und Verwandten in seinem Umfeld verstanden nicht, wie er so schnell geheilt war. Er erklärte ihnen, er selbst wisse es auch nicht. Ich empfahl ihm zu antworten: »Ich bin durch die Liebe geheilt.«

Wenn ich verstehe, wer ich bin und zugleich, dass ich jene reinste Liebe bin, dann werden alle Probleme von selbst und von der Erde verschwinden. Alle Lebewesen leben in der Glückseligkeit in enger Verbundenheit von Herz zu Herz, von Liebe zu Liebe.

Da dieses Buch neu aufgelegt wird, nutze ich die Gelegenheit, um die Botschaft der Liebe zu vermitteln.

Zum guten Schluss:

2018 haben wir Tian Gong Institut zu Tian Ai Qigong umgenannt, »Qigong der Himmlischen Liebe«. Ein Weg zur Heilung und persönlichen Entwicklung mit der bedingungslosen Liebe.

Es war seit einiger Zeit mein Wunsch, dieses Buch noch einmal zu veröffentlichen. Die Begegnung mit Dr. Sandra Maxeiner führte dazu, diesen Wunsch zu erfüllen. Ich bin dem Universum dafür unendlich dankbar.

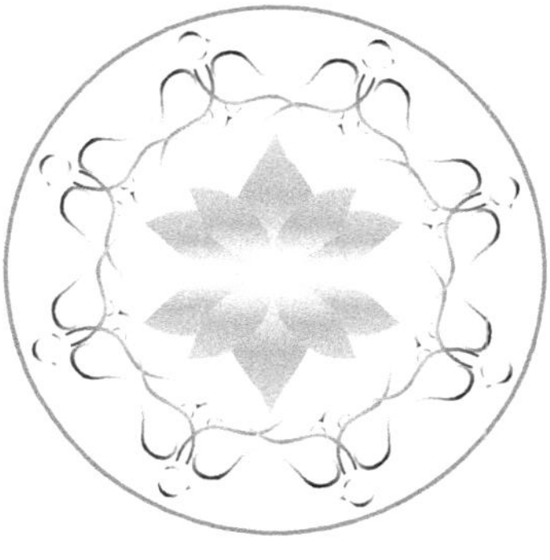

Anhang

Himmlische Pagode - Übung

Mit dieser Übung bringen wir unsere Schwingungen als Menschen mit denen des Himmels und der Erde in Einklang. Wissenschaftlichen Forschungen zufolge hat die Architektur der Pyramiden (in Asien der Pagoden) die Funktion, kosmische Energie zu bündeln.

Daher können wir uns bei dieser Übung vorstellen, dass wir uns in einer Himmlischen Pagode befinden und dort die Übung praktizieren.

Äußere Haltung:

Diese Übung kann im Stehen, auf einem Stuhl sitzend, im Lotus- oder Schneidersitz oder kniend ausgeführt werden.

Dabei lehnen wir uns nicht an. Der Rücken ist aufrecht, aber entspannt. Die Füße in Schulterbreite auseinanderstellen, sodass die Fußspitzen eine Linie bilden. Die Füße stehen parallel oder die Fußspitzen zeigen etwas nach außen. Im Stehen sind die Kniegelenke leicht gebeugt. Die Arme zunächst locker hängen lassen, die Augen sanft schließen und das Kinn etwas heranziehen.

Wir versuchen, den ganzen Körper von oben nach unten zu entspannen. Für diese Zeit der Übung sind wir frei von allen Sorgen, Beschwerden und Problemen. Die Gedanken kommen zur Ruhe. Wir versuchen, von innen heraus zu lächeln.

Wir legen die Handflächen vor der Brust zusammen, stimmen uns auf die Übung ein. Wir wünschen der Mutter Erde und allen Lebewesen Gesundheit, Liebe und Frieden.

Anschließend wird die rechte Hand nach oben geführt, sodass der Daumen leicht die Stelle des »Dritten Auges« zwischen den Augenbrauen berührt. Der Daumen der anderen Hand zeigt auf die Mitte der Brust. Zeige- und Mittelfinger weisen jeweils zum Himmel, Ringfinger und kleiner Finger zur Erde.

Innere Haltung:

»Ich verbinde mich mit dem Himmel und der Erde.« Manche Menschen können spüren, wie die Energie vom Himmel über ihre Zeige- und Mittelfinger und das Qi der Erde über die unteren Finger in den Körper strömt.

Wenn die Arme schwer werden, können sie abgewechselt werden.

Wie alle Qigong-Übungen endet auch diese mit einer Abschlussübung, um die aufgenommene Energie und Information zu speichern.

Übung zum Öffnen der Herzen

Dies ist eine Übung, mit der Sie Stück für Stück lernen können, Ihr Herz immer weiter zu öffnen. Ein offenes Herz schwingt in der Liebe; es gibt und empfängt Liebe.

Meisterin Tianying: »Je weiter dein Herz geöffnet ist, umso breiter ist dein Weg, umso weiter steht dir das Himmelstor offen.«

Äußere Haltung:

Sie können sitzen, knien oder stehen. Der Kopf ist leicht nach hinten geneigt, die Augen sind geschlossen, die Arme seitlich erhoben, so als würden wir die Erde und alles Lebendige liebevoll umarmen. Die Handflächen zeigen nach oben. Sollten nach einer Weile die Arme schwer werden, legt man die Handflächen für einen Augenblick vor der Brust zusammen, um auszuruhen, und setzt dann wieder ein.

Innere Haltung:

Wir stellen uns vor, wie sich unser Herz öffnet und mit den Herzen aller Menschen zu einem einzigen lichtvollen Herzen verschmilzt. Unser gemeinsames Herz öffnet sich immer weiter, bis alle Herzen aller Menschen unserer Stadt/unseres Landes/des ganzen Kontinents, zu einem einzigen Herzen verschmelzen, das sich immer weiter und weiter öffnet.

Unser gemeinsames Herz wird so groß wie die Erde. Die Herzen aller Menschen und das Herz der Mutter Erde verschmelzen zu einem einzigen großen Herzen. Unser gemeinsames Erden-Herz verschmilzt mit dem Herzen des Universums. Alle Menschen und alle Lebewesen leben auf der Erde in Frieden, Harmonie und Liebe. Alles ist vom Licht der Himmlischen Liebe des Universums erfüllt.

Übungsdauer: 5 Minuten

Wie alle Qigong-Übungen endet auch diese mit einer Abschlussübung, um die aufgenommene Energie und Information zu speichern.

Kreuzübung – Vergebungsübung

Mit dieser Übung haben Sie eine tägliche Verabredung mit sich selbst, bei der Sie all die Dinge ausdrücken dürfen, die Ihnen vielleicht schon lange schwer auf dem Herzen lasten. Jeder Mensch trägt irgendetwas mit sich herum, für das er sich schuldig fühlt, und hier öffnet sich nun der richtige Raum für diese Gefühle. Entschuldigen Sie sich innerlich von Herzen.

Dies ist der Moment, in dem Sie all Ihre Schuldgefühle lassen können. Den Rest des Tages versuchen Sie dann, immer mehr davon loszulassen. Chronische Schuldgefühle helfen niemanden, sondern schaden nur - am meisten schadet man damit sich selbst. Daher ist es bei dieser Übung auch besonders wichtig, sich selbst zu vergeben.

Bei sehr starkem Schuldbewusstsein ist es besser, diese Übung etwas abzuändern und zunächst jeden Tag Liebe zu sich selbst und zur eigenen Seele zu schicken.

Äußere Haltung:

Wenn Sie keine Beschwerden an den Beinen oder Füßen haben, machen Sie die Übung am besten im Knien. So ist die Wirkung am stärksten. Sie können aber auch im Stehen, auf einem Stuhl sitzend oder im Schneidersitz üben. Die Arme zunächst locker hängen lassen, die Augen sanft schließen und das Kinn etwas zum Brustkorb hin heranziehen.

Den ganzen Körper entspannen und die Gedanken zur Ruhe kommen lassen. Alle Sorgen loslassen.

Dann legt man für einige Augenblicke die Handflächen vor der Brust zusammen. Wenn die Stimmung andächtig geworden ist, werden die Arme vor der Brust gekreuzt (Männer legen zuerst den linken Arm über die Brust, Frauen zuerst den rechten, dann den anderen Arm darüber).

Innere Haltung:

Lassen Sie ein Gefühl von Demut entstehen. Sagen Sie innerlich: »Es tut mir leid! Ich bitte um Vergebung für die Verletzungen, die ich anderen Lebewesen zugefügt habe. Ich übernehme Verantwortung und möchte aus meinen Fehlern lernen. Ich vergebe auch mir selbst.«

Anschließend versuchen Sie, alle Gedanken und den Körper zu vergessen. Die kosmischen Energien tun dann ihr Werk. Das kann die Seele heilen.

Abschlussübung

Wir sagen uns innerlich, dass wir die Übung nun beenden werden. Dann nehmen wir die Hände nach unten und lenken unsere Aufmerksamkeit leicht auf die Fußsohlen.

Beide Hände übereinander auf den Bauchnabel legen (Männer zuerst die linke Hand, Frauen zuerst die rechte, dann die andere Hand darüber legen). Mit den Händen in einem mittleren Tempo leicht um den Bauchnabel (das untere Dan Tian bzw. Energiezentrum) kreisen – neun Mal im Uhrzeigersinn, danach neun Mal in die entgegengesetzte Richtung.

Anschließend die Hände reiben, bis sie warm sind, dann das Gesicht »waschen«: Die Handflächen fest an die beiden Wangen legen, entlang der Wangen nach oben in die Mitte der Stirn und dann kräftig nach unten bis zum Kinn hinunter streichen. Dann wieder entlang der Wangen nach oben und wieder nach unten (insgesamt 18 Mal).

Wenn die Übung im Schneidersitz oder im Knien durchgeführt wird, werden zum Schluss die Fußsohlen mit der Handkante jeweils einige Zeit (mindestens 100 Mal) auf und ab gerieben. Männer beginnen mit dem linken Fuß, Frauen mit dem rechten.

Dann die Handflächen wieder vor der Brust zusammenlegen.

Nun ist die Übung beendet. (Bei Gewitter bitte nicht üben.)

Wenn Sie mehrere Übungen hintereinander machen, folgt nur nach der letzten Übung einmalig die Abschlussübung.

Glossar

Bai Hui (»Zusammenkunft aller Leitbahnen«): – Ein auf der Mitte des Schädeldaches befindlicher Verbindungspunkt, an dem viele Meridiane zusammentreffen.

Bi Gu Fu Qi: ist eine in der chinesischen Kultur von altersher als »Nahrung der Unsterblichen« angestrebte Fähigkeit, die zu Langlebigkeit führen soll und sich durch die Qigong-Praxis einstellen kann.

Der Verzicht (Bi) auf Getreide (Gu) entlastet den Körper und öffnet ihn für die Aufnahme (Fu) von kosmischer Energie (Qi). Die starke Entgiftung beschleunigt die körperliche und seelische Heilung. Man fühlt sich tatkräftig, braucht wenig Schlaf, kaum oder sehr wenige »irdische« Nahrung und ist voller Lebensfreude.

Bi Gu ist die besondere Fähigkeit, sich direkt von kosmischer Energie zu ernähren. Im Bi Gu-Zustand wird die spirituelle Entwicklung sowie die Entfaltung verborgener Fähigkeiten gefördert.

Energetischer Körper, Energiekörper: Alle materiellen und immateriellen bzw. sichtbaren und unsichtbaren Körper haben jeweils ein energetisches, unsichtbares Pendant, das wir Energiekörper nennen.

Energie, Energiecharakter, Yang-Qi, Yin-Qi: Energie (Qi) bezeichnet die universelle Energie, die alles Sein durchströmt. Alle Lebewesen und Räume bzw. Orte tragen Qi in sich. Energie oder Qi hat jeweils Yin- und Yang-Charakter. Starkes Yang-Qi (warm, hell) bei Menschen kann auf eine starke Abwehrkraft und eine gute Gesundheit hindeuten. Ein Übergewicht von Yin-Qi (kalt, dunkel) dagegen bedeutet schwache Widerstandskraft und damit eine geschwächte Gesundheit.

Die Energie der Lebenden hat Yang-Charakter, während die der Verstorbenen Yin-Charakter hat.

Energieartikel: Energetisierte CDs mit Aufnahmen von Tianying und Tianping (Energieübertragungen mittels Himmlischer Sprache), Energiekarten (Energieübertragung mittels Himmlischer Schrift).

Feng Shui, energetisches oder Yin-Feng Shui: Feng Shui ist zum einen die Lehre von dem Verhältnis von Himmel, Erde und Menschen, von der Ordnung und Struktur aller Wesen im Universum, zum anderen ist es der Fluss der Energien selbst.

Yang-Feng-Shui: Die Struktur eines Hauses, die Aufteilung der Räume, die Ausstattung mit Möbeln, die Wahl der Farben ist mit den physischen Augen nachvollziehbar.

Energetisches oder Yin-Feng-Shui: Die menschliche Geschichte hinterlässt ihre Spuren in den Seelen und Körpern, in Gegenständen, Räumen, Orten und in der Natur. So können extrem negative Emotionen in einem Raum verbleiben, oder es gelingt den orientierungslosen Seelen unglücklich oder plötzlich Verstorbener nicht, sich von unserer Welt zu lösen. Aus diesen Gründen kann noch Generationen später das Befinden und das Zusammenleben der Nachkommen gestört werden.

Fremdenergien, Fremdseelen (siehe seelische Fremdinformationen)

Heimstatt: Ort im Universum, an dem die Seelen der Verstorbenen betreut werden, wo sie Energie bekommen und sich weiterentwickeln können, bevor sie wiedergeboren werden bzw. einen für sie noch besseren Platz in einer höheren Dimension erreichen können.

Himmlisches Auge: Hellsichtigkeit, das Sehen mit dem»Dritten Auge«, das bei fortgeschrittenen Qigong-Praktizierenden als übersinnliche Fähigkeit geöffnet werden kann. Ereignisse aus der Vergangenheit und der Zukunft können – unabhängig von Raum und Zeit – als Bilder vor dem inneren Auge erscheinen.

Diese Fähigkeit ist eine der wichtigsten Untersuchungsmethoden der Qigong-Meister.

Himmlische Sprache: Sie ist die universelle Sprache und die Sprache der Seele. Sie stellt eine der verborgenen Fähigkeiten dar, durch die der Praktizierende in einem Entspannungszustand die »Seele sprechen lassen« kann, und zwar in Form von spontanen Lauten, Gesang, als Bild, Schrift, Bewegung und Tanz. Dadurch kann die Seele gereinigt und das Unterbewusstsein erleichtert werden. Da die Himmlische Sprache Energieträger ist, können mit ihrer Hilfe Informationen und Heilungsenergien übermittelt werden. Mit der Himmlischen Sprache können die Menschen sich mit der Natur und dem Kosmos verbinden und ihre zwischenmenschlichen Beziehungen verbessern.

Informationskrankheiten: Unter Informationskrankheiten verstehen wir zum Beispiel Störungen der Gesundheit, des täglichen Lebens, der Beziehungen und der beruflichen Tätigkeit, die von seelischen Informationen verursacht werden. Entweder stammen diese störenden seelischen Informationen aus dem eigenen Karma des betroffenen Menschen und damit aus dem »Lebenslauf« der eigenen Seele, oder sie entstehen aufgrund des Einflusses von seelischen Fremdenergien, die von außen kommen. Oftmals überschneiden und durchdringen sich diese beiden Ursachen.

Karma: das Gesetz von Ursache und Wirkung durch die lange Reihe der Inkarnationen (Verkörperungen) hindurch – eine quasi endlose Verkettung von Ursachen und ihren Folgen. Jede Ursache (Gedanken, Worte, Taten), ob gut oder schlecht, zieht eine Folge nach sich. Gute Ursachen werden mit Gutem, schlechte Ursachen werden mit Schlechtem vergolten.

Alle Ereignisse im Leben, ob sie nun als positiv (wie Wohlstand, Gesundheit) oder negativ (wie Krankheiten, Unfälle) erlebt werden, haben ihre Ursache im Menschen selbst, in seinen Erfahrungen in diesem Leben und allen Vorleben. Durch das Setzen von positiven Ursachen können die Wirkungen von negativen Ursachen gemildert und der karmische Kreislauf verbessert, durchbrochen und aufgelöst werden. Das Schicksal ist veränderbar.

Kosmische Hochmeister: Wesen in höheren Dimensionen; sie unterstützen die Energiearbeit von Tian Ai Qigong. Diese Wesen sind aufgestiegene Seelen (u. a. Engel, Heilige, Buddha, Meister des Daoismus sowie Heilige Medizin verschiedener Kulturen)

Qi (siehe Energie)

Qigong (»Qi« = Energie, »Gong« = Übung/Arbeit): ein auf uralten chinesischen Traditionen basierendes Bewegungs-, Konzentrations- und Meditationssystem mit einer ca. 7.000-jährigen Geschichte. Es hilft den Menschen, ein gutes, mit Sinn erfülltes Leben zu führen und mehr Zufriedenheit zu entwickeln, wobei das spirituelle Ziel die Vereinigung von Mensch und Universum ist. Die Übungen fördern die Gesundheit, vermitteln neue Kraft und sind geeignet, die seelische und geistige Entfaltung anzuregen. Qigong wird in vielseitiger Form weltweit mit großem Erfolg praktiziert. Es ist die Wurzel, aus der sich eine Reihe anderer wesentlicher Kulturzweige in China entwickelt haben, wie zum Beispiel Taiji Quan, Traditionelle Chinesische Medizin, Kampfkunst (Kung Fu), Philosophie, Ethik und Lebensweise.

Reinkarnation: die Wiederverkörperung der Seele. Der Verlauf der Reinkarnationen wird durch das Karma bestimmt.

Seele, Seelenanteil: Nach der chinesischen Lehre besteht die Seele aus mehreren Teilen. Der erste Seelenanteil heißt Ling und hat seinen Sitz im Herzen.

Der zweite Seelenanteil heißt Hun. Dieser sitzt in der Leber und besteht aus drei weiteren Elementen (Yuanshen, Yinshen und Yangshen), von denen jeder unterschiedliche Funktionen hat.

Der dritte Anteil wird als Po bezeichnet und befindet sich in der Lunge. Diese Seelenanteile können durch karmische Belastungen beeinträchtigt werden und sogar verlorengehen.

Die Regulierung und Wiederherstellung der Seele ist ein Arbeitsschwerpunkt von Tian Gong.

Seelische Informationen: Jede Seele (von Mensch, Tier oder Pflanze, von Lebenden und Verstorbenen) besteht aus wellenförmiger Energie oder Schwingungen. Die energetischen Wellen einer Seele beinhalten alle Informationen, die die Seele in vielen Reihen von Vorleben erlebt und angesammelt hat – positive wie negative. Die energetischen Informationen einer Seele können die einer anderen Seele beeinflussen.

Seelische Fremdinformationen, Fremdenergien und Fremdseelen: Dies sind seelische Informationen von verstorbenen Menschen, Tieren und Pflanzen, die nach dem Tod noch keine Heimstatt gefunden haben und daher wandelnde, obdachlose Seelen sind. Da sie den Körper als energetischen Ernährer verloren haben, sind sie auf der Suche nach Energie.

Ist die Energie eines lebenden Menschen aus irgendeinem Grunde schwach, so kann sich eine seelische Fremdinformation an seinen Körper anheften bzw. ihn besetzen. Durch die Yin-Energie der seelischen (Fremd-)Information wird die Energie des lebenden Menschen, die überwiegend Yang-Charakter hat, entzogen und geschwächt (mit oder ohne Absicht).

Häufig sind Emotionen (Liebe und Fürsorge genauso wie Hass und Rache), die beim Tod noch nicht losgelassen werden konnten, der Beweggrund für die Seele eines Verstorbenen, sich als Fremdinformation einem lebenden Menschen zu nähern oder ihn zu besetzen. Aufgrund dieser energetischen Störung können beim Lebenden seelische und/oder körperliche Beschwerden bzw. Erkrankungen (Informationskrankheiten) auftreten.

Tao: Das Gesetz des Universums. Die universelle Ordnung aller Dinge. Alle Lebewesen haben ihre eigene Ordnung, der sie idealerweise folgen sollen. »Das größte Tao ist das einfachste«, sagt Laotse. Das Abweichen von diesem Weg verursacht Chaos und Unruhe auf der Welt und in der Seele.

Tian Ai Qigong (Tian = Himmel, Ai = Liebe): Das Institut wurde im Jahr 1999 in Berlin gegründet und ist eine spirituelle Qigong-Schule, die Übungen für die Gesundheit mit Methoden für die Entfaltung von Herz und Seele vereint. Die universelle Energiequelle, die bedingungslose Liebe und die Einheit von Himmel, Erde und Lebewesen real erfahrbar zu machen, ist eine der Aufgaben dieser besonderen Qigong-Schule. Sie wird geleitet von den beiden Qigong-Meisterinnen Tianying und Tianping. Mit Hingabe und Liebe verbindet Tian Ai Qigong uraltes Wissen und taoistische Weisheit mit modernen Themen und Methoden, um das innere Potential, Energie , Liebe und Bewusstsein zu entwickeln.

Tian Gong: der frühere Name des Tian Ai Qigong Instituts.

Übersinnliche Fähigkeiten, verborgene Fähigkeiten: Diese sind zum Beispiel Hellsichtigkeit (Himmlisches Auge), Hellhörigkeit, Bi Gu Fu Qi (Energienahrung), Himmlische Sprache (»Sprache der Seele«), Telepathie bzw. Gedankenübertragung, Seelenreise

Xiu Lian: ist das achtsame Bemühen, ein »besserer Mensch« zu werden, sowie Entwicklungsarbeit von Seele und Körper, um das Energiepotenzial des Menschen zu erhöhen. Xiu bezeichnet die Seelenarbeit, die von grundlegender Bedeutung für den Erfolg der körperlichen Übungen, Lian, ist. Mit Lian wird der Körper gestärkt und mit ihm wiederum die Seele.

Den Xiu Lian-Weg zu gehen heißt, Schritt für Schritt sein Denken, Sprechen und Verhalten dahingehend zu ändern, dass man das eigene kleine Ich nicht mehr so wichtig nimmt, sondern mehr Mitgefühl, Toleranz und Hilfsbereitschaft für alle Menschen und das Energiefeld der ganzen Erde entwickelt.

Da das Leben der Seele länger währt als eine einzelne Inkarnation, besteht für die Seele immer die Möglichkeit, Xiu Lian zu praktizieren, auch zwischen den Wiedergeburten. Bei einer Regulierung durch Tian Gong für die Seelen Verstorbener werden diese Seelen über die Möglichkeit des Aufstiegs durch Xiu Lian belehrt.

Yong Quan (»Emporsprudelnde Quelle«): Ein Punkt auf der Mitte der Fußsohle, ungefähr an der Grenze vom ersten zum zweiten Drittel der Fußsohle (ohne Zehen bemessen). Ein wichtiger Punkt des Nieren-Meridians.

Literaturverzeichnis

Evans-Wentz, W., The fairy-faith in Celtic countries, London, New York, H. Frowde, 1911

Platon, Sokrates im Gespräch. Vier Dialoge. Phaidon. Übersetzt von Franz Dirlmeier, Fischer Taschenbuch Verlag GmbH, Frankfurt am Main, 1986

Topper, U., Reinkarnationsvorstellungen in Europa von der Steinzeit bis heute, in: Wiesendanger, Harald (1991), Wiedergeburt, Herausforderung für das westliche Denken, Frankfurt: Fischer Taschenbuch Verlag

Trutz, Hardo, Wiedergeburt die Beweise, 9 Die Bibel

Mohr, Till A., Kehret zurück, ihr Menschenkinder. Grundlegung der christlichen Reinkarnationslehre. Aquamarin Verlag, 2004

Wambach, H., Reliving Past Lives, Bantam paperback books, 1978

Stevenson, Ian, Children Who Remember Previous Lives. A Quest of Reincarnation. 2011

Weiss, Brian L., Die zahlreichen Leben der Seele, Wilhelm Goldmann Taschenbuch-Neuausgabe, München, 2. Aufl., 2005

Lehnert, Martin, Partitur des Lebens, Peter Lang, Europäischer Verlag der Wissenschaften, Bern, 2004

Zé, Heilung in den unsichtbaren Welten, Ein Film von Kamal Musale und Sebastian Elsaesser, VHS mit deutschen Untertiteln, Les Films du Lotus (Suisse) 2001

Laotse, Tao Te King

Lehnert, Martin, Partitur des Lebens, Peter Lang, Europäischer Verlag der Wissenschaften, Bern, 2004

Chen Bing: Sheng Yu Si – (Leben und Tod), Volksverlag der Inneren Mongolei, Hu He Hao Te, 1994

Gui Hun Zhi Mi – (Rätsel der Geisterwelt), Ling Yang-Kultur Ltd., Taipei, 2005, (Eng.: The Mystery of the Ghosts, O´Mara Foundation)

Huan Yu Mi Wen Lu – ‚(Universelle Sammlung vom mythischen Sagen und Legenden der Welt und des Kosmos), Jiang Men Wen Wu-Verlag, 1998

Ji Xiao Lang, Ji Xiao Liang jiang de 600 ge gu shi – (600 Geschichten, erzählt von Ji Xiao Liang), Verlag der Yan Bian-Universität, Yan Ji, 2001

Xu Hua Long, Zhong Guo Gui Wenhua« – (Geister in der chinesischen Kultur), Shanghai Literatur- und Kunst-Verlag, Shanghai, 1991

Zhong Guo Gudai Qi Meng Ji Jing – (Sammlung mythischer Träume aus dem chinesischen Altertum), San Qin-Verlag, 1994

Buchempfehlung

Energie-Nahrung, ein Buch von Antje Nevermann und Tianying Yang über das daoistische Bi Gu Fu Qi von Tian Gong im Westen, inkl. CD mit Energieübertragung, Dimension Verlag, ISBN 978-3-981289237, 23 Euro, erhältlich bei https://qi-gong.shop.

Internet

Eine Vielzahl an Meditationen und Informationen sind zu finden auf:
https://www.youtube.com/user/tiangongvideo
Besonders zu empfehlen ist die »Meditation der Liebe«.

Anmerkungen

[1] Spiegel 15/2007, Umfrage vom 28./29.03.07 des Institut TNS Forschung

[2] Institut für Demoskopie Allensbach, 2001

[3] Evans-Wentz, W.: The fairy-faith in Celtic countries, London, New York, H. Frowde, 1911

[4] Platon: Sokrates im Gespräch. Vier Dialoge. Phaidon. Übersetzt von Franz Dirlmeier, Fischer Taschenbuch Verlag GmbH, Frankfurt am Main, 1986, 37. Kap., S. 96

[5] Platon, a. a. O., 30. Kap., S.88

[6] Topper, U.: Reinkarnationsvorstellungen in Europa von der Steinzeit bis heute, in: Wiesendanger, Harald (1991) Wiedergeburt, Herausforderung für das westliche Denken, Frankfurt: Fischer Taschenbuch Verlag

[7] Trutz Hardo, Wiedergeburt die Beweise, 9

[8] Wambach, H.: Reliving Past Lives, Bantam paperback books, 1978

[9] Stevenson, Ian: Children Who Remember Previous Lives. A Quest of Reincarnation. 2001

[10] Weiss, Brian L.: Die zahlreichen Leben der Seele, Wilhelm Goldmann Taschenbuch-Neuausgabe, München, 2. Aufl., 2005

[11] Lehnert, Martin: Die vier Instruktionen des Liaofan, in: Partitur des Lebens, Peter Lang. Europäischer Verlag der Wissenschaften, Bern, 2004, S. 51–122

[12] Zé, Heilung in den unsichtbaren Welten. Ein Film von Kamal Musale und Sebastian Elsaesser. VHS mit deutschen Untertiteln, Les Films du Lotus (Suisse) 2001

[13] Siehe Kapitel »Der Xiu Lian Weg« Seite 164

[14] Wickland, Carl: Dreissig Jahre unter den Toten, Otto Reichl Verlag, St. Goar, 8. Aufl., 1988, S. 129. Die 13. Auflage der deutschen Ausgabe erschien 2004

[15] Global Forest Resources Assessment 2005. FAO Forestry Paper 147, ISBN 92-5-105481-9. S. 19

Adressen und Links

Tian Ai Qigong-Institut
Tel: 0049-30-25799795
Fax: 0049-30-25799794
Email: info@tianai-qigong.com
Web: www.tianai-qigong.com

Kurzvita Tianying Yang

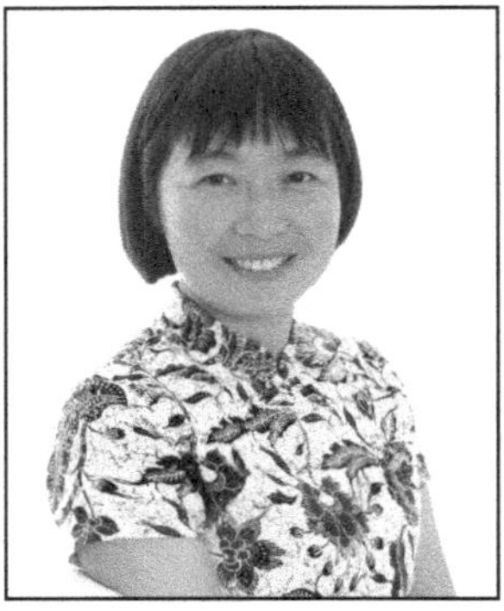

In einer chinesischen Familie evangelischen Glaubens aufgewachsen, fühlte sich Tianying zunächst ihrer Religion und ihrer Kultur verbunden. So praktizierte sie schon früh Tai Chi und Kung Fu. Trotz einer schweren chronischen Lebererkrankung seit dem 16. Lebensjahr schloss sie die Schule ab, studierte Industriewirtschaft und Controlling und erhielt mit 26 das begehrte »Zertifikat des Wirtschaftsministeriums«. Vor diesem Hintergrund war es eine Frage der Ehre, als eine der jüngsten Wirtschaftsprüferinnen ganz Chinas im Staatsdienst tätig zu werden, obwohl dies aufgrund ihrer Erkrankung bedeutete, kein Leben neben der Arbeit führen zu können.

Tianyings Familie war sehr besorgt: Weder die westliche noch die chinesische Medizin konnte ihr helfen. Während dieser Zeit fing sie an, Qigong zu praktizieren. Der Gesundheitszustand verbesserte sich sehr. 1993 traf sie auf einen Qigongmeister, durch dessen Energieübertragung die junge Tianying erstmals den absoluten Bi Gu Fu Qi-Zustand (Leben von kosmischer Nahrung) erlebte. Parallel dazu praktizierte sie täglich Qigong. Dies brachte sie erstmals mit höheren Frequenzen in Kontakt. Allmählich erwachten in ihr außergewöhnliche Fähigkeiten wie Hellsehen, Telepathie, Öffnung des himmlischen Auges, Kommunikation mit höheren Wesen und Übertragung kosmischer Energie. In dieser Zeit erkannte sie, welch enormen Einfluss Fremdseelen und Fremdenergien auf die Gesundheit von Körper und Geist haben. Tianyings Körper heilte vollständig aus, und in der Folge kündigte sie ihren Job, um Liebe, innere Reinigung und Heilung in die Welt zu bringen. Sie verließ die Stadt und begann, unentgeltlich Heilarbeit an der armen Landbevölkerung zu leisten.

1998 reiste sie zu ihrer Schwester Tianping, die in Deutschland studierte und ähnliche Fähigkeiten entwickelt hatte wie sie. Dies gab den Impuls, ihre Kenntnisse der 7.000 Jahre alten Kultur des Qigong und ihre besonderen Einsichten um die Zusammenhänge des Universums in den Westen zu bringen. Gemeinsam gründeten die Schwestern in Berlin ein Qigong-Institut für Gesundheit und spirituelle Lebensführung –»Tian Ai Qigong«. Seither haben die beiden Qigong-Meisterinnen zahlreichen Menschen ihre besondere Bewegungslehre zur Gesundung des Körpers vermittelt und ebenso vielen Menschen über verschiedene Wege geholfen, ihre Seele von Belastungen, Störungen und Krankheiten zu befreien.

Heute sind Tianying und Tianping vielbeachtete spirituelle Lehrerinnen und Begleiterinnen. Voller Hingabe tragen sie das tiefe Wissen um die umfassende Liebe des Universums durch Seminare, spirituelle Reisen, Energieübertragungen, Meditationen, Ausbildungen und therapeutische Einzelsitzungen in die Welt. Es ist ihnen ein Anliegen, den Menschen Gesundheit für Körper, Geist und Seele zu ermöglichen, so wie auch Tianying auf dem energetischen Weg Heilung gefunden hat.